DIETAS

lo bueno, lo malo y lo feo

DIETAS
lo bueno, lo malo y lo feo

Mónica Esguerra

Asesoría científica
Carolina Camacho Mackenzie

Bogotá, Barcelona, Buenos Aires, Caracas, Guatemala,
Lima, México, Miami, Panamá, Quito, San José, San Juan,
Santiago de Chile, Santo Domingo

GRUPO
EDITORIAL
norma

Copyright © 2001 por Mónica Esguerra.

Copyright © 2001 para América Latina
por Editorial Norma S.A.
Apartado aéreo 53550, Bogotá, Colombia.
Reservados todos los derechos.
Prohibida la reproducción total o parcial de este libro,
por cualquier medio, sin permiso escrito de la Editorial.
Impreso por Editora Géminis Ltda.
Impreso en Colombia - Printed in Colombia

Edición, Lucía Borrero
Diseño de cubierta, María Clara Salazar
Diagramación, Andrea Rincón

Este libro se compuso en caracteres ITC Legacy Serif

ISBN 958-04-6234-8

Contenido

Introducción

La metamorfosis

"Al despertar Gregorio Samsa, una mañana, tras un sueño intranquilo, encontrose en su cama convertido en un monstruoso insecto. Hallábase echado sobre el duro caparazón de su espalda, y, al alzar un poco la cabeza, vio la figura convexa de su vientre oscuro, surcado por curvadas callosidades, cuya prominencia apenas si podía aguantar la colcha..." Así empieza el libro *La Metamorfosis*, de Kafka, una descripción espeluznante de un ser humano que un día cualquiera amaneció transformado en una cucaracha.

Podría pensarse que un argumento como ése sólo se le ocurriría a un loco, a alguien con problemas en la cabeza y demasiado marginado del mundo, pero no. Usted y yo, muchas veces, frente al espejo, nos hemos sentido peor, no exactamente como insectos pero probablemente sí como ballenas, morsas, chanchos o cualquier animal de figura abultada, vientre cóncavo, cuerpo hinchado y nada sexy; hemos visto nuestras prominencias y "conejos" asomándose entre la ropa, evidentes aun con las camisas más holgadas.

Entonces nos acordamos de esa horrible

transformación que sucedió despacio... De la época remota de la talla 6 que sin darnos cuenta pasó a 8, luego a 10, hasta llegar al número 12 o al 14 o al...

Usted y yo sabemos lo que sintió Samsa... Sabemos lo que es verse feo y gordo, y sabemos lo que significa luchar contra las ganas de comer, los antojos por las comidas abundantes... Sabemos cuán desagradable es estar condenados al sobrenombre "gordo". Pero, a pesar de todo, usted y yo somos afortunados, muy afortunados, pues existen decenas de antídotos contra la obesidad y el exceso de peso. Hay dietas que en cuestión de meses pueden hacer de nosotros personas nuevas.

Por amor a su figura, por sentirse mejor de una vez por todas y por ganas de volver a usar esos pantalones que tuvo que archivar tras engordarse, piense que vale la pena tomar cartas en el asunto y hacer algo por recuperar ese "usted flaco" de antes. ¿Se acuerda de esa época de los piropos y los silbidos en la calle? ¿De cuando podía comprar diseños de cualquier corte porque todos le venían bien?

Tener este libro en sus manos es un buen primer paso, pero el camino a la metamorfosis positiva de su cuerpo es largo y demanda esfuerzo y perseverancia.

Esta investigación recopila los testimonios de personas como usted o como yo que se aventuraron a hacer diferentes dietas de moda, y los conceptos de médicos y nutricionistas que han dedicado su vida a tratar problemas de exceso de peso y obesidad. Los profesionales consultados gozan de muy buena reputación en su campo debido a su experiencia clínica, a sus estudios o al hecho de haber orientado a decenas de pacientes hacia la ruta del adelgazamiento y el bienestar.

Este libro resume los principios básicos de las dietas que están de moda, tanto las que se usan para perder peso como para mejorar el estado de la salud. Cada capítulo está escrito a manera de reportaje, es decir, desde la óptica de un observador externo que narra las bases de la dieta, su historia y los menús para ponerla en práctica. Estos capítulos le brindarán una información básica que luego puede complementar con más investigación y con el apoyo de un especialista.

Si usted ya superó la etapa de aceptar que tiene exceso de peso y decidió hacer una dieta, le recomiendo que lea este libro en su totalidad, de pasta a pasta, antes de decidirse por uno u otro régimen; hacerlo le mostrará todos los caminos que puede recorrer y los temas en que vale la pena profundizar, y le permitirá identificarse con uno o más regímenes. Sin embargo, si usted ensaya las 15 dietas que incluye este libro, una cada semana hasta ver cuál le funciona, terminará por confundir a su organismo y crearse un caos metabólico.

No hay una dieta perfecta. No existe el milagro general para todos, pero hay muchas y muy buenas opciones. La clave para saber escoger es comparar las diversas propuestas dietéticas con las necesidades personales y, sobre todo, con los gustos. Una dieta no se puede escoger a la loca, ni sólo por sugerencia

de alguien; al contrario, hay que escuchar a la
intuición y optar por ésa que a uno le parece más
agradable y más próxima a su estilo de vida.

Hay algo que usted debe tener en cuenta desde
ya: una dieta que no modifica para toda la vida los
malos hábitos de alimentación no sirve para nada...
Y eso no lo digo yo, lo dicen todos los profesionales
que me asesoraron en la investigación y todos los
libros de dietas que leí. De manera que al escoger
una dieta debe pensar, antes que nada, en hallar la
que mejor se ajuste a sus hábitos de alimentación y a
su forma de vida para poderla mantener a largo
plazo y modificar la manera de comer. Recuerde que
comenzar es de todos y perseverar, de flacos.

En ningún caso estas páginas pretenden
reemplazar o sustituir la labor de su médico o su
nutricionista de cabecera; por el contrario, deben
servirle como un punto de apoyo al comenzar un
nuevo régimen. Si siente que las ideas que propone
la Antidieta se ajustan a su estilo de vida y su forma
de pensar, busque a un especialista que lo oriente y le
ayude a hacer una Antidieta personalizada, acorde
con sus requerimientos. Un libro como éste no
puede ni debe reemplazar a los profesionales de la
nutrición.

Aun cuando he dedicado meses a entrevistar
personas muy versadas en el asunto y he leído
mucho sobre dietas, lamento no poderle contestar la
pregunta de oro: ¿cuál es la mejor de todas las
dietas? Cuanto más honda fue la investigación,
mayores fueron mis dudas. Todas las dietas tienen

argumentos favorables y desfavorables que usted debe conocer antes de tomar la decisión de ponerlas en práctica, y esos argumentos son precisamente los que yo he tratado de recopilar en esta obra. En la gran mayoría de los libros de dietas o en las charlas con médicos y nutricionistas uno encuentra sólo una cara de la moneda, es decir, la cara buena. Con este libro usted no sólo aprenderá las bases teóricas de las dietas de moda sino también el "lado oscuro" de cada una. Al final del texto encontrará dos apéndices: uno sobre fármacos para combatir la obesidad y un directorio con los mejores sitios en Internet sobre dietas y nutrición.

Espero que con estas herramientas el panorama de las dietas se vuelva más sencillo para usted y pueda descubrir ese régimen que se acomoda a su estilo de vida y sus necesidades. Si algún tema en particular le llama la atención, continúe investigando y lea hasta que haya aprendido lo suficiente. Al final del libro encontrará una bibliografía que le servirá de apoyo.

Su proceso de metamorfosis, totalmente inverso al de Samsa, está a punto de comenzar. No será de la noche a la mañana ni tampoco transcurrirá sin privaciones ni sacrificios, pero dentro de algún tiempo, cuando se observe en el espejo, no volverá a ver esa figura prominente. Observará su vientre plano, su espalda sin protuberancias, su cara más lozana y con el aspecto de alguien que no sólo se renovó por fuera sino también en su aspecto más íntimo. Verá a alguien que se quiere más.

Su majestad la báscula

Antes de hacer una dieta es fundamental tener claro qué peso y qué medidas se quieren lograr. Estas metas, sin embargo, no son aleatorias ni se puedan elegir por capricho o por sugerencia de algún amigo. Cada persona, de acuerdo con su sexo, talla, contextura física y edad, tiene un peso adecuado que no sólo favorece su aspecto sino también su salud.

En este capítulo usted aprenderá a realizar esos cálculos con base en distintas mediciones utilizadas a nivel profesional: el índice de masa corporal, la relación cintura-cadera y los indicadores comparativos entre peso, talla y contextura física.

Comienza la temporada de fórmulas. Aliste la calculadora, la báscula y un metro, prepárese para conocer sus medidas actuales y para establecer las ideales. Aunque en este capítulo encontrará muchas tablas llenas de cifras, no se preocupe, no son difíciles de comprender ni de tener en cuenta.

Antes de comenzar cualquier plan de adelgazamiento conviene tener dos ideas claras: para qué se quiere bajar de peso y cuántos kilos es preciso bajar.

Usted... ¿para qué quiere adelgazar? Sea honesto en su respuesta. Si quiere hacerlo porque alguien en el trabajo se ve mejor que usted o porque le hicieron un comentario desagradable sobre su aspecto físico, tal vez le convenga pensar mejor las cosas y reconsiderar la posibilidad de hacer dieta. Las personas que no están totalmente seguras de querer hacer régimen tienden a abandonar rápidamente sus propósitos y a dejarse vencer por un postre tentador o unas papas fritas. Si usted no se siente bien con su figura, si su autoestima viene en franca decadencia a causa de los kilos que le sobran y si tiene nostalgia de esa época maravillosa en que se veía bien, hágale caso a su amor propio y luche por recuperar su imagen, tanto la que solía tener de sí mismo como la que le proyectaba al mundo. Lucía, después de haber perdido diez kilos con una dieta, no sólo

> No se pese todos los días. Puede terminar obsesionado con la dieta o desilusionado si no observa cambios inmediatos. Pésese una vez a la semana.

cambió de talla sino la percepción de su entorno. "Es rico volver a oír cómo te silban en la calle y sentir que uno les vuelve a llamar la atención a los demás".

Ahora, si usted no es vanidoso pero sabe que está gordo y que esa gordura pone en peligro su salud, ya no es cuestión de tener personalidad y hacer caso omiso de los consejos. La obesidad puede causar estragos a todo nivel: en el sistema cardiovascular, en el sistema gastrointestinal, en el cerebro, en fin... Si es consciente de eso, despídase de sus "llantas" para siempre. Es tiempo de iniciar un buen programa de adelgazamiento y garantizar un óptimo estado de salud para el futuro.

Hoy en día no sólo las reinas de belleza hacen dietas; muchas personas que quieren sentirse mejor y que desean prevenir enfermedades crónicas, como la hipertensión o la diabetes, han decidido entrar en la onda de los regímenes alimenticios. Al restringir ciertas comidas, o simplemente moderando un poco las porciones de los alimentos que no les favorecen, cientos de ellas han podido dejar de tomar medicamentos y su organismo ha alcanzado la estabilidad perdida, la salud y el bienestar.

Pero ¿cómo saber a partir de qué momento esos kilos de más implican riesgos para la salud?

Existen varios métodos para determinar el peso adecuado de una persona y conocer el límite donde empiezan los excesos peligrosos. Algunos se pueden establecer en casa, otros en el consultorio de un nutricionista o de un médico, en una clínica o en un laboratorio. Estos sistemas son útiles para cualquier adulto pero no son aplicables a los niños.

Las fórmulas de medida que se pueden manejar en casa son: el índice de masa corporal, la relación cintura-cadera y los indicadores comparativos entre peso, talla y contextura física.

Calculadora en mano

Para conocer su índice de masa corporal (IMC), su relación cintura-cadera (RCC) y los indicadores comparativos entre su peso, talla y contextura física, necesitará averiguar sus medidas actuales y enfrentarse al penoso momento de subir al patíbulo, o mejor dicho, a la báscula.

Primero debe pesarse, y para que la medición sea correcta, debe procurar hacerlo en casa, siempre con la misma báscula, en las mañanas después del baño, antes del desayuno, y preferiblemente desnudo o en ropa interior.

Para medir bien su estatura, extienda el metro verticalmente contra una pared, empezando 30 centímetros sobre el nivel del piso, ubicando el centímetro 1 abajo y el centímetro 150 arriba. El metro se debe colocar 30 centímetros arriba del piso para que la medida cobije a las personas altas, es decir a las que miden 1.70 metros o más. Para medirse correctamente, párese junto al metro, sin zapatos, y procure tocar la pared con los talones. No incline ni levante la barbilla. Luego pídale a alguien que coloque una superficie lisa sobre su cabeza (una escuadra o un libro de pasta dura), de forma tal que ese objeto forme un ángulo recto con la pared. Después pídale a su acompañante que observe a qué altura se formó el ángulo entre el objeto y la pared, y, de ser posible, que lo marque con un lápiz.

Con estos datos exactos de peso y talla puede hacer los primeros cálculos.

Índice de masa corporal

Es la fórmula más utilizada por los médicos para determinar cuáles son los niveles de riesgo que tienen sus pacientes de sufrir enfermedades coronarias y otras derivadas de la obesidad.

Para averiguar su índice de masa corporal, divida su peso en kilogramos por el cuadrado de su talla (estatura) en metros.

$$IMC = \frac{Peso\ (k)}{Talla^2\ (m)}$$

Por ejemplo, si usted mide 1.70 m y pesa 65 k, su índice de masa corporal se obtiene mediante la siguiente operación:

65 dividido por (1.7 × 1.7).
Es decir, 65 ÷ 2.89 = 22.49

Una vez obtenido el resultado, compárelo con la siguiente tabla:

Valor obtenido	Índice de masa corporal
Menos de 20	Bajo peso
Entre 20 y 25	Peso normal
Entre 25 y 27.5	Sobrepeso
Entre 27.6 y 30	Obesidad leve
Entre 30 y 35	Obesidad moderada
Entre 35 y 40	Obesidad severa
Más de 40	Obesidad mórbida

Según la tabla, un índice de masa corporal de 22.49 es un peso normal que no manifiesta riesgos de contraer enfermedades derivadas de la obesidad.

Veamos otro ejemplo:

Si Catalina pesa 62 k y mide 1.53 m, su IMC será:

62 dividido por (1.53 × 1.53)
Es decir, 62 ÷ 2.34 = 26.49

El índice de masa corporal de Catalina muestra sobrepeso.

A medida que el IMC es mayor, es decir, que la persona entra en las categorías de obesidad, aumentan las probabilidades de que adquiera diabetes, cáncer (de endometrio, seno, próstata, colon y recto), infarto, cálculos o inflamación en la vesícula biliar, lesiones articulares en la cadera, las rodillas o la columna, problemas respiratorios y enfermedades cerebrovasculares.

Relación cintura-cadera

La fórmula de la relación cintura-cadera se utiliza para saber si la mayoría de la grasa corporal está ubicada en el abdomen o en las caderas. ¿Y para qué? Para determinar si la localización de la grasa implica peligro para la salud.

Existen dos formas de obesidad: la de pera y la de manzana. En la obesidad de pera, que se conoce como obesidad ginecoide, la grasa se acumula principalmente en las caderas y los muslos. En la obesidad de manzana, u obesidad androide, la mayoría de la grasa se deposita en la barriga. Está demostrado que las personas con obesidad de manzana (en su mayoría hombres) tienen más probabilidades de sufrir enfermedades ateroescleróticas que las personas que tienen la grasa acumulada en las caderas y por debajo de la pelvis.

Las enfermedades ateroescleróticas aparecen después de que se han formado ateromas (depósitos de grasa) dentro de las arterias. Cuando esos cúmulos de grasa son grandes y obstruyen el paso de la sangre oxigenada, se desarrollan las isquemias (disminución del riego sanguíneo) y los infartos mortales. Si un ateroma obstruye por completo una arteria coronaria, por ejemplo, se puede producir un infarto al miocardio, y si la obstrucción ocurre en las arterias carótidas, el infarto se puede manifestar en el cerebro.

Calcular la relación cintura-cadera es muy fácil: basta con dividir el perímetro de la cintura (en centímetros) entre el perímetro de la cadera (en centímetros).

$$RCC = \frac{\text{Perímetro de la cintura (cm)}}{\text{Perímetro de la cadera (cm)}}$$

Para que la medición quede bien hecha, no se debe contener la respiración. La medida de la cintura se toma pasando el metro a la altura del ombligo, y la de la cadera se toma en su parte más ancha... sin trampa.

Los valores normales para una mujer oscilan entre 0.64 y 0.85.

Los valores normales para el hombre oscilan entre 0.85 y 1.

Por ejemplo, si usted es mujer, y mide 65 cm de cintura y 94 cm de cadera, deberá hacer la siguiente operación para averiguar su relación cintura-cadera:

RCC = 65 ÷ 94
RCC = 0.69

En este caso, se encuentra dentro del rango normal.

Otro ejemplo: Si Pablo mide 99 cm de cintura y 93 cm de cadera,

RCC = 99 ÷ 93
RCC = 1.06

Pablo debe controlar su peso porque el resultado

supera los valores normales. Eso significa que su obesidad es de tipo androide y que corre peligro de contraer problemas de salud. Pablo necesita de manera urgente un programa de adelgazamiento.

Indicadores comparativos entre peso, talla y contextura física

La relación entre el peso, la talla y la contextura física es una de las fórmulas más utilizadas por los nutricionistas para establecer el peso adecuado de sus pacientes y las metas de adelgazamiento de cada persona. Compara el peso, la talla y la contextura corporal de la persona con tablas que emplean las compañías internacionales de seguros. Estas tablas no buscan crear parámetros de cuerpos de reinado de belleza ni de modelos, sino establecer, con base en observaciones científicas, los índices de menor mortalidad. En otras palabras, los pesos estimados en las tablas muestran los valores que se requieren para tener una vida más saludable y perdurable... En el caso de las compañías de seguros, determinan los niveles de riesgo de cada cliente y la suma de dinero que se le puede cobrar por asegurarlo.

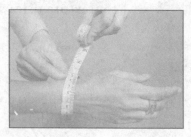

Para averiguar el peso adecuado con base en estas tablas, usted debe conocer su peso en kilogramos, su talla (estatura) en centímetros y su contextura física (pequeña, mediana o grande). Si desconoce esta última, pídale a alguien que le tome la medida del perímetro de la muñeca (por encima del hueso) y divida su talla en centímetros por ese número.

Contextura física:

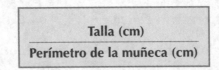

| Talla (cm) |
| Perímetro de la muñeca (cm) |

Ahora compare el resultado con esta tabla:

	Estructura pequeña	Estructura mediana	Estructura grande
Hombres	10.4 o más	10.4 a 9.6	9.6 o menos
Mujeres	10.9 o más	10.9 a 9.9	9.9 o menos

Por ejemplo, si Paula tiene un perímetro de la muñeca de 17 cm y una talla (estatura) de 160 cm, su contextura física será:

Contextura física = 160 ÷ 17
Contextura física = 9.4

De acuerdo con la tabla, tiene una contextura física grande.

Cuando sepa qué valores le corresponden de acuerdo con su peso, talla y contextura corporal, busque su peso ideal en las siguientes tablas[1]:

Para mujeres:

Talla (cm)	Estructura pequeña (k)	Estructura mediana (k)	Estructura grande (k)	Talla (cm)	Estructura pequeña (k)	Estructura mediana (k)	Estructura grande (k)
140	37.7	40.4	44.8	166	53.6	57.2	61.9
141	38.3	41.1	45.4	167	54.2	57.8	62.5
142	38.9	41.7	46.1	168	54.8	58.5	63.2
143	39.5	42.4	46.7	169	55.4	59.1	63.8
144	40.1	43	47.4	170	56	59.8	64.5
145	40.7	43.6	48	171	56.7	60.4	65.1
146	41.3	44.3	48.7	172	57.3	61	65.8
147	42	44.9	49.4	173	57.9	61.7	66.5
148	42.6	45.6	50	174	58.5	62.3	67.1
149	43.2	46.2	50.7	175	59.1	63	67.8
150	43.8	46.9	51.3	176	59.7	63.6	68.4
151	44.4	47.5	52	177	60.3	64.3	69.1
152	45	48.2	52.6	178	60.9	64.9	69.7
153	45.6	48.8	53.3	179	61.6	65.6	70.4
154	46.2	49.4	54	180	62.2	66.2	71.1
155	46.9	50.1	54.6	181	62.8	66.8	71.7
156	47.5	50.7	55.3	182	63.4	67.5	72.4
157	48.1	51.4	55.9	183	64	68.1	73
158	48.7	52	56.6	184	64.6	68.8	73.7
159	49.3	52.7	57.3	185	65.2	69.4	74.3
160	49.9	53.3	57.9	186	65.8	70.1	75
161	50.5	54	58.6	187	66.5	70.7	75.7
162	51.1	54.6	59.2	188	67.1	71.4	76.3
163	51.8	55.2	59.9	189	67.7	72	77
164	52.4	55.9	60.5	190	68.3	72.6	77.6
165	53	56.5	61.2				

[1] Estas tablas fueron determinadas por la compañía norteamericana Metropolitan Life Insurance.

Para hombres:

Talla (cm)	Estructura pequeña (k)	Estructura mediana (k)	Estructura grande (k)	Talla (cm)	Estructura pequeña (k)	Estructura mediana (k)	Estructura grande (k)
150	46.5	49.5	53.6	176	64.7	68.7	73.8
151	47.2	50.2	54.4	177	65.4	69.4	74.6
152	47.9	50.9	55.2	178	66.1	70.2	75.4
153	48.6	51.7	56	179	66.8	70.9	76.2
154	49.3	52.4	56.7	180	67.5	71.6	76.9
155	50	53.2	57.5	181	68.2	72.4	77.7
156	50.7	53.9	58.3	182	68.9	73.1	78.5
157	51.4	54.6	59.1	183	69.6	73.9	79.3
158	52.1	55.4	59.8	184	70.3	74.6	80
159	52.8	56.1	60.6	185	71	75.3	80.8
160	53.5	56.9	61.4	186	71.7	76.1	81.6
161	54.2	57.6	62.2	187	72.4	76.8	82.4
162	54.9	58.3	62.9	188	73.1	77.6	83.1
163	55.6	59.1	63.7	189	73.8	78.3	83.9
164	56.3	59.8	64.5	190	74.5	79	84.7
165	57	60.6	65.3	191	75.2	79.8	85.5
166	57.7	61.3	66.1	192	75.9	80.5	86.2
167	58.4	62	66.8	193	76.6	81.3	87
168	59.1	62.8	67.6	194	77.3	82	87.8
169	59.8	63.5	68.4	195	78	82.7	88.6
170	60.5	64.3	69.2	196	78.7	83.5	89.4
171	61.2	65	69.9	197	79.4	84.2	90.1
172	61.9	65.7	70.7	198	80.1	85	90.9
173	62.6	66.5	71.5	199	80.8	85.7	91.7
174	63.3	67.2	72.3	200	81.5	86.4	92.5
175	64	68	73				

Medidas no tan perfectas

Aunque estas fórmulas brindan un dato muy aproximado del peso y de sus factores de riesgo para la salud, es preciso tener en cuenta que no son infalibles. El índice de masa corporal no muestra la cifra exacta del peso adecuado y, antes bien, utiliza márgenes muy amplios de "normalidad". En otras palabras, usted puede sentirse pasado de kilos y sin embargo obtener un IMC normal. Eso no significa que deba quedarse tranquilo y esperar a aumentar tanto como para entrar en las clasificaciones de exceso de peso o de obesidad. Si nota que la ropa ya no le queda y que el espejo no le miente sobre esos "conejos", debe tomar medidas correctivas. Por otro lado, si practica deporte y levanta pesas, es posible que el índice de masa corporal le diga que está obeso aun cuando se encuentre en perfectas condiciones; en esos casos el peso aumenta no por exceso de grasa sino por tener más desarrollados los músculos. Si eso le sucede a usted, consulte a un nutricionista o a un médico del deporte para que le ayuden a establecer con más claridad el peso adecuado para usted.

En cuanto a las tablas para definir estos valores, es preciso aclarar que fueron determinadas con base en los índices de morbilidad de ciudadanos norteamericanos de clases medias y altas, en 1983. Según eso, no serían completamente aplicables a la población latinoamericana actual, que tiene costumbres y dietas diferentes. Estas tablas, además, no muestran diferencias de peso adecuado en relación con la edad. Infortunadamente no existen parámetros específicos para la población latinoamericana y por eso los nutricionistas y médicos se ciñen a lo establecido por los expertos norteamericanos.

Otros métodos más sofisticados

Además de las fórmulas para averiguar el índice de masa corporal, la relación cintura-cadera y los indicadores comparativos entre peso, talla y contextura física, existen métodos más sofisticados que se valen de aparatos o análisis de laboratorio.

Estos sistemas, que aplican médicos y nutricionistas, no sólo permiten conocer el peso de la persona sino la forma como ese peso está distribuido en el organismo, es decir, el porcentaje de grasa, de agua y de tejido magro (comprende los músculos, las vísceras, los huesos y la sangre). Hay métodos para todos los gustos, desde manuales hasta electrónicos.

> Su peso usual, es decir, el que tuvo durante un periodo largo de tiempo y que lo hacía sentirse bien, puede ser la mejor meta para trazarse antes de comenzar un régimen.

Si usted asiste a un gimnasio, es muy posible que ya le hayan hecho el análisis de pliegues cutáneos para determinar el porcentaje de grasa en el organismo. Este método se vale de un aparato sencillo, o adipómetro, que pellizca ciertos puntos de la piel y hace la sumatoria total de la grasa que hay en ellos. Recuerde que la mayor parte de la grasa corporal se acumula por debajo de la piel, de modo tal que sumando los pliegues se puede obtener una idea aproximada del contenido total adiposo. Cabe decir que este sistema, aunque está bastante difundido, no es totalmente exacto pues deja por fuera la grasa interna (la que no se encuentra por debajo de la piel).

En los consultorios de algunos nutricionistas y en ciertos centros de entrenamiento físico hay pesas especiales que logran discriminar el porcentaje de grasa, de agua y de tejido magro utilizando una computadora. Son útiles para el diagnóstico de ciertos pacientes que, si bien pueden parecer flacos o en forma, no tienen un adecuado porcentaje de grasa en relación con otros componentes del organismo. El porcentaje normal de grasa en el cuerpo de las mujeres oscila entre 18% y 25% del peso total, mientras que en los hombres va de 10% a 15%.

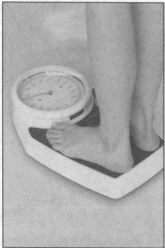

Existen otros métodos, no tan comunes, que buscan precisar la cantidad de masa magra y determinar si hay un buen consumo de proteínas; uno de ellos es la medición del equilibrio nitrogenado. También se hacen procedimientos de pesado hidrostático para determinar el porcentaje de grasa corporal. Esta medición se basa en el concepto de que el tejido magro es más denso que el tejido graso.

Para averiguar ese valor se anota el peso de la persona sumergida en agua y se compara con su peso en tierra. Con tomografías, ultrasonido y resonancia magnética también se realizan mediciones que permiten calcular el porcentaje de grasa en el cuerpo y arrojan resultados muy exactos.

El peso usual: la mejor de las medidas

Una de las preguntas que siempre formulan los nutricionistas y los médicos del deporte es: ¿cuál ha sido
su peso usual? Esta medida se refiere al peso que el
paciente tuvo durante un periodo largo de tiempo (de
cinco o seis años cuando menos), y que lo hacía
sentirse bien.

Muchas veces el peso usual es un parámetro mejor
que las medidas establecidas por las tablas pues se
ajusta a cada persona, a su estilo de vida y a las posibilidades reales de su cuerpo. El peso usual puede ser
un poco menor o un poco mayor que el indicado por
las tablas, pero nunca drásticamente diferente.

Para establecer las metas de un plan de adelgazamiento, el peso usual es muy importante. Si usted
nunca ha pesado 60 kilos, sino 63, es mucho más
posible que después de hacer una dieta pueda volver
a sus 63 kilos, que forzarse a llegar a una cifra menor.

El organismo es sabio, no lo olvide. No trate de
llevarle la contraria ni de obligarlo a alcanzar un peso
desconocido para él. En la medida de lo posible,
trácese como meta su peso usual y esfuércese por
mantenerlo después del régimen.

La dieta baja en calorías: lenta pero segura

Las dietas bajas en calorías, o dietas de nutricionista, tienen dos características principales: son balanceadas porque recomiendan el consumo de todo tipo de alimentos, y son restringidas, pues establecen porciones pequeñas. De acuerdo con el sexo, la talla y las necesidades de energía de cada persona, se pueden diseñar menús muy restrictivos (de 1.000 a 1.200 calorías), medianamente restrictivos (de 1.500 calorías) o moderadamente restrictivos (de 1.800 calorías). Estos regímenes son relativamente flexibles pues permiten incorporar muchos de los alimentos que la persona prefiere.

Lo bueno: Son dietas balanceadas que le aportan al organismo todos los nutrientes y la energía que necesita.

Lo malo: Sus resultados se ven a mediano y largo plazo. Por este motivo algunas personas se desmotivan y no llegan al final del tratamiento.

Lo feo: Controlan el tamaño de las porciones.

Esta dieta no le promete milagros, ni soluciones a corto plazo. Por el contrario, le propone un tiempo relativamente largo de sacrificio y un beneficio que puede mantenerse siempre y cuando usted no vuelva a ser el mismo... el mismo goloso de siempre después de la dieta. Según Adriana Zuleta —nutricionista con 14 años de experiencia profesional y varios libros publicados—, con este régimen se pueden perder como máximo dos kilos al mes. Según Claudia Zapata —nutricionista de la Universidad Javeriana de Bogotá, con 13 años de experiencia en tratamientos de reducción de peso—, la cifra puede ser un poco mayor, algo así como cuatro kilos en el caso de las mujeres y cinco kilos en el caso de los hombres. Ambas nutricionistas garantizan que esos kilos perdidos serán en su mayoría de grasa, no de agua o de músculos, como suele ocurrir con las dietas extrarrápidas.

Éste es el tipo de dieta que habitualmente formulan los nutricionistas. Es baja en grasas y azúcares, pero rica en alimentos integrales, frutas y proteínas.

Ésta es la dieta que formula la mayoría de los nutricionistas. Incorpora toda clase de alimentos en cantidades moderadas y en proporciones muy especiales. Es decir, permite raciones generosas de vegetales y frutas; intermedias de carnes, quesos, lácteos y huevos; moderadas de harinas; y bastante escasas en materia de dulces y grasas. El objetivo de esta dieta es darle al organismo menos combustible del que utiliza diariamente, con el fin de obligarlo a gastar sus reservas o depósitos de grasa. En otras palabras, pretende crear un desequilibrio entre la cantidad de energía que se ingiere y la que se utiliza, de tal modo que se consuman menos alimentos energéticos para que el organismo eche mano de la energía que ha acumulado en sus "gorditos".

Los alimentos son la fuente de energía de los seres vivos. Gracias a ellos, obtenemos los nutrientes y el combustible necesario para realizar todas las actividades diarias, desde dormir hasta correr un maratón. Para los nutricionistas, la obesidad se manifiesta cuando la balanza entre lo que comemos y lo que gastamos se inclina más por lo primero; se cree que es el resultado de darle al cuerpo mucha más comida de la que de verdad necesita.

Para entender cómo funciona todo el sistema, imagínese que su organismo tiene una cuenta bancaria de energía, donde se realizan transacciones constantemente. Usted consigna energía después de consumir alimentos y la retira a medida que el cuerpo le va demandando combustible para desempeñar sus funciones.

Así como existen personas que gastan mucho dinero cada día, hay otras que necesitan mucha más energía para vivir, como los deportistas, los niños, los bailarines y quienes realizan alguna actividad física diaria; también hay personas que gastan menos energía que otras, como por ejemplo los oficinistas, los ancianos, los vigilantes, etc.

Hasta ahí todo parece coherente. Sin embargo, la gran mayoría de nosotros consigna en su cuenta mucha más energía de la que gasta. Es decir, come muchos chocolates, dulces y fritos, y permanece el día entero sentado en una oficina. La energía de más —la que no se utiliza en las labores cotidianas— se transforma en ahorros de grasa que se acomodan en diversas partes del organismo, desde la barriga y las nalgas hasta el interior de las venas y las arterias.

No todos los alimentos son igualmente ricos en energía: las grasas, tanto las de origen animal como las de origen vegetal, son las más ricas; siguen los dulces, los cereales y las harinas; luego las carnes, los huevos y los derivados de la leche; y por último las frutas y las verduras.

Las famosas calorías son las unidades de medida que se utilizan para saber cuánta energía aporta un alimento. Por eso se habla de que los aceites contienen una gran cantidad de calorías, mientras que el apio, la cebolla o el tomate aportan muy pocas. Cada gramo de grasa posee nueve calorías, mientras que cada gramo de harinas, carnes o cereales tiene cuatro calorías.

> Por cada kilo de grasa excedente, el organismo acumula 7.000 calorías.

Los regímenes diseñados por los nutricionistas son bajos en calorías pero balanceados, lo cual quiere decir que incorporan toda clase de alimentos. Ese tipo de combinación tiene dos finalidades: que el cuerpo reciba la gama completa de nutrientes y que la persona pueda mantener el régimen durante toda la vida. "Siempre les digo a mis pacientes que les voy a enseñar a comer, no a no comer. Pienso que una nutricionista comprometida no le hace perder kilos al paciente a cualquier precio, sino que le enseña hábitos saludables que pueda aplicar de por vida", explica Adriana Zuleta.

¿Por qué balanceado?

El cuerpo, además de energía, necesita vitaminas, minerales, proteínas y oligoelementos. Cada uno de esos nutrientes se encuentra en un grupo específico de alimentos.

Existen tres grupos de alimentos: los alimentos energéticos, los alimentos formadores y los alimentos reguladores.

Los alimentos energéticos son los encargados de proveer de energía al cuerpo. A este grupo pertenecen los cereales, las harinas, los dulces, las grasas y los productos de pastelería; en resumen, la mayoría de los carbohidratos.

Los alimentos formadores se emplean para construir y reparar tejidos, y en casos de emergencia pueden cumplir las funciones de los alimentos energéticos; son muy ricos en proteínas. Entre ellos están la carne, el pollo, el pescado, los lácteos y las leguminosas (fríjoles y lentejas).

Los alimentos reguladores aportan las vitaminas, los minerales y la fibra que son fundamentales en muchos procesos orgánicos. Por ejemplo, la fibra facilita el vaciado intestinal y evita que suban los niveles de colesterol en la sangre. Las vitaminas, por su parte, intervienen en la producción de las hormonas y en diferentes funciones de la célula. A este grupo de alimentos pertenecen las frutas y las verduras.

Cuando en una dieta se suspende definitivamente algún grupo de alimentos, el organismo deja de recibir nutrientes importantes. Así, la próxima vez que escuche decir que alguien quedó "descompensado" a causa de una dieta, sabrá que eso significa que esa persona se enfermó porque se sometió a un régimen que no suplía sus necesidades básicas de uno o más nutrientes.

Las dietas bajas en calorías disminuyen de manera importante la cantidad de alimentos energéticos (harinas, cereales y dulces), pero aumentan las raciones de alimentos reguladores para evitar que la persona se "muera de hambre" y para garantizar que reciba los nutrientes que necesita. En estas dietas se incluyen bastantes proteínas, vitaminas, minerales y fibra, pero se reduce la cantidad de alimentos energéticos con el fin de que al cuerpo no le quede otra opción que utilizar sus ahorros de grasa para abastecerse de combustible.

Una de las diferencias fundamentales de esta dieta con respecto a las demás es que no suspende totalmente ningún tipo de alimento y procura adaptarse a los gustos de cada persona y a su estilo de vida.

En términos prácticos

Se pueden hacer regímenes de 1.000, 1.200, 1.500 y hasta 1.800 calorías diarias.

Las nutricionistas Claudia Zapata y Adriana Zuleta coinciden en afirmar que las dietas de menos de 1.000 calorías al día son muy difíciles de hacer porque son demasiado estrictas, generalmente no suplen las necesidades de nutrientes y pueden producir descompensación. "Cuando alguien se somete a una dieta demasiado baja en calorías, tiene resultados iniciales buenos pero regulares a largo plazo porque el organismo cambia su metabolismo y aprende a sobrevivir con poquitas calorías. Es mejor hacer dietas menos estrictas, con miras a que el organismo no se desajuste por completo. Recién graduada, yo trabajé en un centro de adelgazamiento donde le prometían a la gente bajar muy rápido de peso. A los pacientes les aplicaban unas inyecciones de vitamina B que actuaban como placebo y les formulaban dietas de 500 a 1.000 calorías diarias, pero no eran capaces de aguantarlas y desertaban del tratamiento", asegura Adriana Zuleta.

Podría pensarse que los regímenes de 800 calorías diarias son ideales porque terminan más rápidamente con la grasa acumulada, pero no. Cuando hay una fundamental carencia de calorías, el

> La dieta baja en calorías tiene muchas y variadas versiones. Cada nutricionista puede ajustarla de acuerdo con los kilos que el paciente quiere perder, la actividad física que desarrolla, su edad, su talla, los alimentos que le gustan y su estilo de vida.

organismo no sólo recurre a la grasa que tiene almacenada sino que comienza a utilizar las proteínas para producir energía. Como las proteínas se transforman en energía mucho más rápidamente que las grasas, ante situaciones penosas, al cuerpo no le queda otra salida que usar primero las proteínas y luego la grasa.

Lo grave de esta situación (utilizar las proteínas para extraer energía) no es que los depósitos de grasa se queden intactos, sino que los músculos comiencen a desintegrarse. Los músculos (entre ellos el corazón) están formados de proteínas, y cuando el organismo comienza a recurrir a ellas para producir energía, termina consumiendo su propia masa muscular.

Adriana Zuleta asegura que las dietas menos restrictivas hacen que la persona gaste las reservas de grasa y no los músculos, evitan la ansiedad de comer y permiten que se acostumbre a una alimentación saludable.

¿Sólo ese poquito?

"Tuve una paciente muy corpulenta que se fue a estudiar a Estados Unidos. Cuando salió de Colombia pesaba 80 kilos y cuando volvió se había subido a 119 kilos. Yo no me explicaba cómo había logrado llegar a semejante cifra en tan sólo dos años; ella me contó que cuando se sentía sola, se encerraba en su habitación a comerse un ponqué completo. Al comienzo le sentaba muy mal, pero con el tiempo su capacidad gástrica aumentó y su organismo se acostumbró a esos excesos. El cuerpo humano viene preparado para raciones de guerra; nosotros no necesitamos toda la comida que nos comemos, y de hecho el estómago puede reducir su capacidad gástrica conforme aprende a recibir cantidades moderadas. Pero también puede aumentar su capacidad, como le ocurrió a esta paciente", explica Adriana Zuleta.

En los regímenes bajos en grasas y calorías se requiere un elemento clave: controlar las porciones de los alimentos que se ingieren.

Según expresan los nutricionistas, si usted está acostumbrado a comerse cuatro cucharadas generosas de arroz al almuerzo y dos papas, puede perder peso con sólo reducir esas porciones en las comidas. En este régimen, el tamaño de la ración no es un juego ni permite trampas. Cuando se consume más cantidad de la sugerida se pierde el esfuerzo porque la ingestión de calorías crece a niveles indeseables.

Existe una fórmula sencilla para calcular las calorías que cada persona necesita en un día. No es tan específica como las fórmulas que emplean los nutricionistas, pero brinda un dato aproximado.

> Para las mujeres: (11 x peso adecuado) + 1.250
> Para los hombres: (16 x peso adecuado) + 1.350

Por ejemplo, si el peso adecuado de Valeria son 55 kilos, sus requerimientos de calorías serán:

Requerimientos de calorías = (11 x 55) + 1.250
Es decir, 695 + 1.250 = 1.855

En el caso de Manuel, que tiene un peso ideal de 72 kilos, sus requerimientos de calorías serán:

Requerimientos de calorías = (16 x 72) + 1.350
Es decir, 1.152 + 1.350 = 2.502

Esta fórmula sirve para calcular el gasto de energía de personas sedentarias. Si usted hace deporte con regularidad o realiza una labor que implica mucho trabajo físico, sus requerimientos calóricos serán mayores. Si desea saber cuál es el excedente, consulte a un entrenador deportivo o a un nutricionista.

Es posible que después de hacer los cálculos descubra que está comiendo mucho más de lo que debe o, por el contrario, que come muy poco. En ninguno de los dos casos es prudente cambiar de la noche a la mañana los hábitos alimenticios, y se recomienda seguir el consejo de un profesional que le ayude a hacerlo de manera gradual para evitar que su metabolismo salga perjudicado.

¿Cómo se hace una dieta baja en calorías?

Los nutricionistas afirman que para reducir de peso hay tres posibilidades: una dieta lenta, una dieta intermedia y una dieta rápida. La dieta lenta reduce 500 calorías diariamente; la intermedia reduce 750 y la rápida reduce 1.000 calorías. Eso sí, nunca se sugieren regímenes de menos de 800 calorías al día. Así, si sus necesidades diarias de energía son 1.500 calorías, lo máximo que podrá hacer es reducir 700 calorías para que su ingestión no baje de las 800 calorías reglamentarias. Si no sigue este precepto al pie de la letra, podría descompensarse y terminar la dieta en la cama de un hospital.

A la hora de planear los menús, los nutricionistas siempre tienen en cuenta los gustos de las personas. Una dieta baja en calorías no necesariamente está compuesta de pan integral y toronjas; por el contrario, puede incluir pan blanco, una arepa o un banano. Hacer una dieta baja en calorías es como colorear un dibujo: primero hay que escoger el diseño y luego los colores. En el caso de las dietas, primero hay que elegir qué clase de menú se debe usar y después jugar con las diferentes posibilidades de la lista de alimentos.

> Las dietas bajas en calorías sugieren una alimentación fraccionada, es decir, con tres comidas principales y dos refrigerios.

Para hacerlo, algunos especialistas recurren a la lista de intercambios diseñada por el Departamento de Nutrición y Dietética de la Universidad Javeriana de Bogotá.

Intercambios de leche

Un intercambio de leche contiene 10 gramos de carbohidratos, 8 gramos de proteína, 7 gramos de grasa y 135 calorías.

Alimento	Cantidad
Leche de vaca cruda	1 taza
Leche descremada	$1^1/_2$ tazas
Leche pasteurizada	1 taza
Leche semidescremada	$1^1/_4$ tazas
Yogur con dulce	$^1/_2$ taza
Yogur dietético (bajo en grasa)	$1^1/_2$ tazas
Yogur sin dulce	1 taza

Intercambios de vegetales "A"

Un intercambio de vegetales "A" contiene muy pocas calorías y se puede consumir en las cantidades deseadas. Incluye acelgas, lechuga, apio, pepino cohombro, berenjena, pepino de rellenar, bróculi, guisantes, calabaza, pimentón, calabacín, repollo, cebolla, champiñones, tomate, espárragos, espinacas y habichuelas.

Intercambios de vegetales "B"

Un intercambio de vegetales "B" contiene 7 gramos de carbohidratos, 2 gramos de proteínas y 35 calorías.

Alimento	Cantidad
Auyama	$^2/_3$ taza
Arveja	2 cucharadas
Remolacha	6 rodajas
Salsa de tomate	2 cucharadas
Zanahoria	1 unidad mediana

Intercambios de frutas

Un intercambio de frutas contiene 10 gramos de carbohidratos y 40 calorías.

Alimento	Cantidad
Banano	$^1/_2$ pequeño
Ciruela	2 medianas
Curuba	1 mediana
Chirimoya	$^1/_2$ unidad
Durazno	1 mediano
Fresa	1 taza
Granadilla	3 unidades medianas
Guanábana	3 cucharadas de pulpa
Guayaba	2 medianas
Higo	1 unidad
Kiwi	1 unidad
Lima	1 unidad
Lulo	1 unidad
Mamoncillo	6 unidades
Mandarina	1 unidad
Mango	1 pequeño
Manzana	$^1/_2$ mediana
Maracuyá	1 unidad
Melón picado	2 tazas
Naranja	1 mediana
Papaya picada	1 taza
Pera	1 unidad
Piña	$^1/_2$ tajada
Pitahaya	$^1/_2$ unidad
Sandía picada	2 tazas
Tomate de árbol	1 unidad

Alimento	Cantidad
Toronja	$^1/_2$ unidad
Uva	16 unidades
Uva pasa	1 cucharada

Intercambios de harinas y leguminosas

Un intercambio de harinas y leguminosas contiene 15 gramos de carbohidratos, 2 gramos de proteínas y 70 calorías.

Las leguminosas (arvejas, fríjoles, lentejas y garbanzos) pueden ser una fuente de proteína tan completa como la carne, siempre y cuando se combinen con alimentos preparados a base de cereales. Por ejemplo, si usted prepara lentejas para el almuerzo, acompáñelas con arroz o una arepa de maíz y podrá prescindir en esa comida de la porción de carne, pollo, queso o cualquier otra proteína.

Alimento	Cantidad
Almojábana	$^1/_2$ unidad
Arepa	1 unidad delgada
Arroz blanco cocido	1 taza
Arveja seca cocida	$^3/_4$ taza
Arveja verde cocida	5 cucharadas
Avena	3 cucharadas
Corn flakes	$^1/_2$ taza
Cuchuco	2 cucharadas
English muffins	$^1/_2$ unidad
Envueltos de mazorca	$^1/_2$ unidad
Fríjol rojo cocido	$^3/_4$ taza

Alimento	Cantidad
Galletas ricas en fibra	3 unidades
Galletas saltinas o de soda	3 unidades
Galletas Wafer	3 unidades
Garbanzo cocido	$^3/_4$ taza
Lenteja cocida	$^3/_4$ taza
Maicena	4 cucharadas
Maíz tierno	3 cucharadas
Muffins (dietéticos)	1 unidad
Palomitas de maíz (preparadas)	1 taza
Pan árabe	1 unidad grande
Pan blanco	1 unidad pequeña
Papa	1 unidad mediana
Papa criolla	5 unidades
Papas fritas	$^1/_2$ paquete
Pasta	1 taza
Plátano hartón	$^1/_4$ unidad
Ponqué	$^1/_4$ tajada
Waffles	1 cuadro
Yuca	4 astillas delgadas

Intercambios de carne

Un intercambio de carne contiene 14 gramos de proteínas, 10 gramos de grasa y 150 calorías. Incluye carne de res, huevos, aves, pescados y quesos.

Alimento	Cantidad
Atún en agua	$^1/_2$ lata
Carne de res	1 porción de 125 g
Huevo	2 unidades

Alimento	Cantidad
Jamón de cordero o de pollo	2 tajadas
Langostinos	5 unidades
Pescado	1 porción de 150 g
Pollo sin piel	$^1/_2$ pechuga o $^1/_2$ taza
Queso blando descremado (ricotta, cuajada, requesón)	1 porción de 120 g
Queso descremado	1 tajada de 90 g
Queso maduro	1 tajada de 30 g
Sardinas en aceite	1 unidad
Sardinas en tomate	2 unidades

Intercambios de azúcares

Un intercambio de azúcar contiene 15 gramos de proteínas y 60 calorías. Este grupo de alimentos sólo se utiliza en dietas de mantenimiento, salvo casos especiales.

Alimento	Cantidad
Arequipe	1 cucharada rasa
Arroz con leche	5 cucharadas
Azúcar	4 cucharaditas
Bocadillo de guayaba	1 unidad
Caramelos cítricos	5 unidades
Chocoavena o Frescavena	3 cucharadas soperas
Chocolatín de leche	1 pequeño
Helado de agua	1 unidad
Helado de crema	3 cucharadas
Leche condensada	1 cucharada
Milo	2 cucharadas

Menús e intercambios

Con base en la lista anterior de intercambios, se reseñan a continuación cuatro opciones de menús que tienen desde 1.000 hasta 1.800 calorías, diseñados por la nutricionista Carolina Camacho.

Para que le resulte más fácil comprender cómo se organiza una comida con la lista de intercambios, se incluyen cuatro ejemplos:

1.000 calorías

Modelo	Ejemplo
Desayuno:	**Desayuno:**
$^1/_2$ intercambio de leche	Café o té con leche, sin dulce ($^1/_2$ taza de leche)
1 intercambio de harina	1 tostada integral
$^1/_2$ intercambio de carne	1 tajada de queso blanco, de 45 g
Media mañana:	**Media mañana:**
1 intercambio de fruta	1 mandarina
Almuerzo:	**Almuerzo:**
1 intercambio de carne	$^1/_2$ pechuga de pollo a la plancha
1 intercambio de harina	1 taza de arroz blanco
Verduras en la cantidad deseada	Ensalada mixta en la cantidad deseada
Media tarde:	**Media tarde:**
2 intercambios de fruta	1 manzana
Comida:	**Comida:**
1 intercambio de carne	1 salchicha de ternera al vapor

1 intercambio de harina
Verduras en la cantidad
   deseada

1 papa con perejil
1 taza de habichuelas guisadas

1.200 calorías

Modelo

Desayuno:
1 intercambio de leche
2 intercambios de harina

$^1/_2$ intercambio de carne

Media mañana:
1 intercambio de fruta

Almuerzo:
1 intercambio de fruta
1 intercambio de carne
1 intercambio de harina
Verduras en la cantidad
   deseada

Media tarde:
1 intercambio de harina
$^1/_2$ intercambio de carnes

Comida:
1 intercambio de carne
1 intercambio de harina
Verduras en la cantidad
   deseada
1 intercambio de fruta

Ejemplo

Desayuno:
Cereal, preparado así:
   $1^1/_2$ tazas de leche
   descremada y cereal sin
   azúcar
1 tajada de 45 g de queso
   blanco

Media mañana:
2 tazas de sandía picada

Almuerzo:
1 porción de papaya picada
1 tajada de carne asada (125 g)
1 papa salada mediana
Ensalada mixta en la
   cantidad deseada

Media tarde:
3 galletas de soda integrales
1 tajada de jamón de pollo

Comida:
Róbalo a la plancha (125 g)
$^1/_4$ plátano maduro asado
1 taza de pepinos guisados
1 mango pequeño

1.500 calorías

Modelo	Ejemplo
Desayuno:	**Desayuno:**
1 intercambio de leche	1 taza de café o té con leche, sin dulce
2 intercambios de harina	2 tostadas integrales
1 intercambio de carne	1 huevo tibio
1 intercambio de fruta	2 tazas de melón picado
Media mañana:	**Media mañana:**
1 intercambio de leche	1 yogur dietético
Almuerzo:	**Almuerzo:**
1 intercambio de carne	1 taza de pasta con pollo
2 intercambios de harina	
1 intercambio de fruta	2 granadillas
Verduras en la cantidad deseada	Ensalada mixta en la cantidad deseada
Media tarde:	**Media tarde:**
1 intercambio de harina	3 galletas integrales
$\frac{1}{2}$ intercambio de carne	1 tajada de jamón de pollo
Comida:	**Comida:**
1 intercambio de carne	1 plato de sopa de verduras con carne y una papa
1 intercambio de harina	
Verduras en la cantidad deseada	

1.800 calorías

Modelo	**Ejemplo**
Desayuno:	**Desayuno:**
1 intercambio de leche	1 taza de café o té con leche, sin dulce
2 intercambios de harina	1 arepa mediana
1 intercambio de carne	1 tajada de queso blanco (90 g)
1 intercambio de fruta	1 naranja
Media mañana:	**Media mañana:**
1 intercambio de harina	1 tostada integral
1 intercambio de carne	1 tajada de queso blanco (90 g)
Almuerzo:	**Almuerzo:**
1 intercambio de carne	Carne en bisteck (125 g)
2 intercambios de harina	1 porción de puré de papa
Verduras en la cantidad deseada	1 taza de habichuelas y zanahorias
1 intercambio de fruta	1 kiwi
Media tarde:	**Media tarde:**
1 intercambio de leche	1 taza de café con leche sin dulce
2 intercambios de harina	1 pandeyuca mediano
Comida:	**Comida:**
1 intercambio de carne	1 porción de ensalada de tomate y mozarella
Verduras en la cantidad deseada	
2 intercambios de harina	2 tostadas integrales
1 intercambio de fruta	2 tazas de melón picado

Una de las principales dificultades a la hora de establecer una dieta individualizada son los hábitos alimenticios y el estilo de vida de cada persona. Si usted almuerza todos los días fuera de su casa, no debe organizar menús con ingredientes que no se consigan fácilmente. Analice qué tipo de comida hay en los restaurantes que frecuenta y con base en ello elabore planes que pueda cumplir. Por otro lado, si nota que la cantidad de comida en la dieta es muy inferior a la habitual, no se aventure a diseñar solo los menús. Busque la ayuda de un nutricionista.

Varias comidas pequeñas: la clave del éxito

Si observó con cuidado, en este régimen no se recomiendan tres comidas al día sino cuatro y hasta cinco. ¿Cuál es el sentido de esto? ¿No sería más satisfactorio comerse una porción más grande de papas en la comida que tomar un yogur por la tarde? Tal vez sería más agradable, pero menos eficaz. Este tipo de dieta, que se conoce como dieta fraccionada, es muy útil a la hora de perder peso porque impide que se "despierten" las enzimas lipogénicas que transforman los alimentos en grasa. Cuando una persona pasa periodos muy largos de ayuno, estas enzimas se preparan y, tan pronto como entra un alimento en el tracto digestivo, lo asimilan a cabalidad hasta transformarlo en grasa. La dieta fraccionada, o de pequeñas comidas durante el día, mantiene "dormidas" estas enzimas.

No obstante, si usted siempre ha consumido tres

comidas diarias y no siente deseos de ingerir tentempiés, no debe cambiar sus hábitos y comer más de lo acostumbrado porque podría ser perjudicial para sus propósitos de perder peso.

Con o sin la merienda, los nutricionistas aseguran que en este régimen está totalmente prohibido "saltarse" las tres comidas principales. La

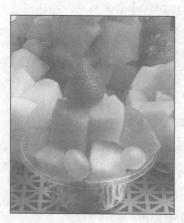

arraigada costumbre de salir sin desayuno de la casa sólo acarrea un hambre feroz a la hora del almuerzo y, en consecuencia, muy poca cordura y fuerza de voluntad al momento de elegir el menú. Cuando tenemos mucha hambre nuestro cuerpo demanda alimentos ricos en calorías, de tal manera que al llegar al restaurante nos antojamos de las pastas, las papas fritas y los panes, no de las ensaladas y las frutas. Los periodos de ayuno, además, permiten que las enzimas lipogénicas se pongan alerta y transformen en grasa lo poco o mucho que la persona se coma.

Los alimentos *light* y otros mitos

Para ayudarles a los dolientes de la dieta hipocalórica, los industriales se han inventado diversos productos *light,* bajos en grasa y preparados con edulcorantes artificiales, que aportan un poco menos de calorías que el azúcar. Aunque la mayoría

Por favor... cómase las harinas

Las dietas demasiado estrictas (que aportan menos de 1.000 calorías diarias), y que restringen por completo las harinas, pueden tener un grave efecto colateral: pérdida de agua. Quienes se han sometido a estos regímenes habrán experimentado bajones importantes de peso, con una particularidad: son pérdidas pasajeras, que duran hasta el momento en que se retoma la alimentación normal. Esto se explica así: Ante la carencia inminente de fuentes de energía, el organismo toma las proteínas que hacen parte de los músculos, las metaboliza y las convierte en energía. ¿Por qué no toma la grasa? Porque las proteínas se transforman más rápidamente en energía que las grasas, y en situaciones precarias el cuerpo opta por lo más rápido. Sin embargo, las proteínas no están hechas para aportar energía sino para formar células nuevas, así que en el proceso de transformación el organismo gasta mucha agua y se ve obligado a desequilibrar su porcentaje hídrico. Como el agua pesa, si se disminuye el porcentaje de agua en el cuerpo, necesariamente hay pérdida de peso. Sin embargo, cuando se vuelven a incorporar las harinas a la alimen-tación, el organismo comprende que puede equilibrar otra vez los niveles de líquido y el peso vuelve a subir. Los regímenes bajos en calorías jamás eliminan del todo los alimentos energéticos para evitar que el cuerpo tenga que destruir sus proteínas o que sea preciso involucrar cantidades importantes de agua en el proceso de adelgazamiento.

Cómase con gusto su porción de harinas del almuerzo, pero ojo, ¡sin abusar!

se pueden incorporar al régimen hipocalórico, constituyen un arma de doble filo, en particular para las personas que no tienen mucha fuerza de voluntad.

Estos productos ayudan sólo si se consumen con moderación (máximo un muffin o media tajada de ponqué en el día). Si usted compra un pastel dietético y se sienta frente al televisor a comérselo todo, puede tener la seguridad de que su dieta será un completo fracaso. Estos alimentos sí contienen calorías... ¡Y muchas! Porque a pesar de que no son elaborados con azúcar ni miel, traen la misma grasa y harina que los bizcochos comunes y corrientes. De hecho, si a usted no le gusta el sabor del edulcorante artificial, puede reemplazar el bizcocho *light* por media porción de uno corriente y obtendrá una cantidad muy similar de calorías.

También en el comercio existen tiendas dietéticas donde abundan los productos naturales. Tenga en cuenta que un bizcocho naturista, endulzado con panela, miel o azúcar morena, no es un producto dietético. La única diferencia que tiene con respecto a los comestibles de pastelería es que el edulcorante no fue sometido a procesos químicos, pero contiene tantas calorías como cualquier producto elaborado a base de azúcar refinada. En estas tiendas hay diversidad de productos integrales. Las tostadas y galletas de grano entero son buenas aliadas de la dieta porque contienen más fibra que las comunes, pero su contenido en calorías es idéntico al de una tostada blanca o al de una galleta común. Los panes integrales producen mayor sensación de saciedad que los blancos, pero engordan igual. Por eso, si a usted no le gustan los productos a base de salvado o de trigo entero, siéntase libre de reemplazarlos por productos corrientes.

Otro tanto ocurre con los aceites. Las grasas, tanto la manteca de cerdo como el aceite de oliva o el de girasol, aportan las mismas calorías. O mejor, engordan en la misma proporción. No obstante, en las dietas para reducir peso se recomiendan las grasas de origen vegetal porque favorecen la salud de las arterias y de todo el sistema cardiovascular. En estas dietas, sin embargo, el uso de los aceites está restringido a las ensaladas, para saltear las verduras o como medio para evitar que las carnes se peguen a las sartenes.

Los fritos están concluyentemente prohibidos.

El talón de Aquiles: la deserción

Los nutricionistas lo confirman. "Sólo uno de cada diez pacientes logra terminar la dieta", asegura Adriana Zuleta. "Menos del 50% de los pacientes es capaz de mantener la dieta hasta el final", dice Claudia Zapata.

Si bien esta dieta es balanceada y se puede llevar a feliz término, es muy lenta si se compara, en particular, con otras que aseguran resultados evidentes en corto tiempo. La deserción se puede producir durante el régimen en sí, en los periodos de estancamiento, o cuando la persona ya ha conseguido el peso deseado.

Estas dietas, aunque flexibles en materia de ingredientes, son bastante estrictas en cuanto a las cantidades y las formas de preparación, de modo que no todos los que las empiezan logran terminarlas. Las personas que se han propuesto bajar más de diez kilos pueden pasar por periodos de estancamiento, es decir, momentos en que a pesar de la fuerza de voluntad no bajan ni un gramo. En esos días es preciso acondicionarle cambios al régimen con ayuda de un profesional en nutrición.

Existen personas que adelgazan con éxito pero terminan la dieta con niveles de ansiedad demasiado elevados, y tan pronto como salen del consultorio del nutricionista huyen a la pastelería más cercana, dan rienda suelta a los instintos reprimidos... y se vuelven a engordar.

Al finalizar con éxito la dieta es preciso hacer otra dieta, o dieta de estabilización (también restrictiva), y abandonar para siempre los malos hábitos alimenticios. Las porciones grandes, los fritos y los postres no deben superar más de un par de raciones a la semana.

Esas dietas de estabilización y mantenimiento permiten ingerir el número de calorías que cada persona necesita para mantener el peso adecuado, conservando una alimentación balanceada y una buena salud.

Tips para los aventureros de esta dieta

- Si comete un pecadillo en la dieta, no se desanime: suspenda las harinas de una o dos de las comidas siguientes (dependiendo de la gravedad del pecado), y continúe el régimen.

- Si tiene que almorzar fuera de la casa, busque restaurantes con variedad de ensaladas o carnes a la parrilla. Si su destino son las comidas rápidas, diríjase al establecimiento que le brinde alternativas bajas en grasa. No agregue salsas a sus platos y de ser posible cambie las papas fritas por una ensalada.

- Cuando vaya a cenar en la casa de sus amigos, procure comerse una fruta o un plato pequeño de avena antes de salir. De esta forma se sentirá parcialmente lleno y no estará tentado a servirse más de la cuenta. Si puede hacerlo, evite el alcohol, pero si debe beber un trago escoja un vaso de vino o de whisky, o una cerveza, porque contienen menos calorías que otros licores.

- No repita. Abstángase de comer pan con mantequilla durante la comida, y si le ofrecen tentempiés, escoja los encurtidos en vinagre y las verduras frescas con salsa.

- Si usted es muy aficionado a un alimento prohibido o de consumo restringido, no lo compre. Es más fácil no caer en la tentación cuando no la tiene guardada en la alacena.

- Nunca haga las compras del mercado con el estómago vacío. El hambre le hará escoger los alimentos más ricos en calorías.

- Escoja preparaciones al horno, a la plancha o al vapor, que demandan poca grasa. Para darles mayor gusto a sus comidas, condiméntelas con diversas especies, zumo de limón u otras frutas y salsas de yogur.

¿Muy anticuado?

La nueva ola de regímenes para perder peso asegura que las dietas bajas en calorías están mandadas a recoger y que se quedaron con los conceptos médicos de mediados del siglo pasado. Sus críticos consideran que la vieja escuela de nutrición ha cerrado los ojos a los avances de la ciencia respecto al daño que le ocasionan al cuerpo el azúcar y los carbohidratos. Martha Rocío López, endocrinóloga partidaria de la dieta hiperproteica, asegura que las dietas de nutricionista nunca tienen en cuenta los problemas metabólicos de los pacientes obesos. "Una nutricionista puede enseñar a comer a las comunidades, puede balancear la alimentación en un colegio o en una empresa para que sea más o menos equilibrada para todos, pero un endocrinólogo es quien puede hacer un manejo individual para dar solución a los problemas metabólicos y asegurar una mejor salud y una adecuada pérdida de peso", concluye.

¿Cuánto engorda el trago?

Si le gusta mucho la rumba, salga, baile y diviértase, pero al estilo "zanahorio". Los licores aportan una fuente muy elevada de las temibles calorías.

Para la muestra, unas cifras:

Bebida	Calorías
Copa de champaña (120 cm^3)	77
Vaso de cerveza (200 cm^3)	84
Trago de ginebra (40 cm^3)	100
Trago de vermut seco (100 cm^3)	105
Trago de whisky (40 cm^3)	168
Vaso de vino (200 cm^3)	168
Trago de ron (100 cm^3)	250
Vaso pequeño de licor dulce (70 cm^3)	259

La antidieta: el arte de combinar los alimentos

La antidieta sugiere una alimentación mayoritariamente compuesta por frutas y vegetales. Asegura que los kilitos de más aparecen cuando los alimentos se combinan de manera incorrecta y el organismo se llena de toxinas indeseables que no logra eliminar con facilidad.

Lo bueno: Es una dieta saludable y eficaz para perder peso.

Lo malo: Es difícil de llevar a la práctica porque exige cambios drásticos en la alimentación y en las costumbres gastronómicas. Decenas de preparaciones comunes están prohibidas por la antidieta, entre éstas las pastas con salsa de carne, los emparedados de jamón y queso y las parrilladas de carnes mixtas.

Lo feo: Hay que ser vegetariano, seudovegetariano o amante del reino vegetal para hacerla y no morir en el intento.

"Yo comencé a hacer la antidieta pero me desmotivé, y una de las causas fue la dificultad para conseguir recetas acordes con las exigencias de la vida cotidiana. Cuando iba a un restaurante y quería pedir verdura y alguna harina, las alternativas del menú rara vez coincidían con las preparaciones que me exigía ese régimen. Por ejemplo, el otro día quise comer en la cafetería de la universidad, pero no pude hacerlo, porque la verdura del almuerzo estaba mal preparada, según la antidieta. Era torta de zanahoria, que incorpora huevos, queso, zanahorias y harina... O sea la mezcla prohibida: proteínas y carbohidratos.

"Aunque hay gente a la que le ha funcionado, pienso que hacer la antidieta es complicado, dadas nuestras condiciones de vida. No puedo negar que muchos de los hábitos alimenticios que tenemos son perjudiciales para la salud, que comemos exceso de grasas y de dulces; sin embargo, aunque la antidieta es un régimen saludable, no me parece la mejor opción porque no se acopla al diario vivir".

Ésa es la opinión de Luisa Fernanda Tovar.

Pero a Margarita Gutiérrez no sólo le sirvió la antidieta, sino que también le gustó y piensa que se acomoda a sus preferencias alimenticias. "La antidieta es una delicia. A mí me encantan las frutas y las verduras, de manera que me parece delicioso comerlas en abundancia... Combinar los alimentos como propone la antidieta es fácil. Uno puede prepararse un arroz con verduras para el almuerzo, y luego, para la comida, un pedazo de pollo con ensalada. A mí me parece fácil, deliciosa y efectiva. Yo bajé una talla y media en la ropa, en sólo mes y medio".

¿Qué es la antidieta?

Según Harvey Diamond, autor del libro *La antidieta,* éste es un régimen que lleva a la práctica todas las enseñanzas de la corriente higienista norteamericana. La higiene natural es una rama de la medicina, que se fortaleció a finales del siglo XIX con el objetivo de darle un enfoque más natural a la medicina tradicional.

T.C. Fry, decano de la Escuela Norteamericana de Ciencias de la Salud en Austin, Texas, y representante de este movimiento, explica que "la higiene natural está en armonía con la naturaleza y con los principios de la existencia vital y orgánica... Su credo es: 'Sólo una manera sana de vivir produce salud'".

Según Harvey Diamond, el principio básico de la higiene natural es "el hecho de que el cuerpo está continuamente luchando por mantener la salud, y de que lo logra limpiándose de los desechos nocivos". Para hacerlo, obviamente requiere de una alimentación especial, sin hábitos que pugnen con la naturaleza misma de la función digestiva y con rutinas que eviten la proliferación de las odiosas

> Las personas obesas, dice la antidieta, son aquéllas que no eliminan todas las toxinas porque combinan mal los alimentos y les llevan la contraria a los ciclos corporales.

toxinas que causan la obesidad y muchas otras enfermedades.

Entre en la antionda

Para entrar en la onda que propone la antidieta hay que estar limpio, pero no por fuera sino por dentro. Esa limpieza exige una serie de cambios en la forma de alimentarse y de combinar las comidas, para que el cuerpo no se llene de toxinas.

En el colegio aprendimos que la función digestiva tiene tres fases: la ingestión de los alimentos (su paso por la boca y el estómago), la absorción de los nutrientes en el intestino delgado y la eliminación de los materiales de desecho. Siempre hemos creído que esas tres fases se realizan permanentemente y sin complicación, a cualquier hora del día o de la noche, a medida que comemos. Sin embargo, para la higiene natural la cosa no es tan simple. Sus teóricos aseguran que si bien el cuerpo puede ingerir los alimentos, absorber los nutrientes y eliminar los desechos al mismo tiempo, cada una de estas tres funciones tiene horas pico, o de mayor actividad, en las que se dan las condiciones óptimas para que se realicen. Una de las finalidades de la antidieta es ayudarle al organismo a eliminar los desechos en el momento adecuado, cuando en el cuerpo están dadas todas las condiciones para ello. De acuerdo con esta filosofía, la primera fase, o de ingestión de los alimentos, tiene su mejor momento desde el medio día hasta las 8 p.m.; la segunda fase, o de asimilación de los nutrientes, tiene su mejor momento desde las 8 p.m. hasta las 4 a.m.; y la última fase, o de eliminación de las toxinas, se lleva a cabo entre las 4 a.m. y las 12 p.m. del día siguiente.

Por supuesto, aclara Harvey Diamond, las particularidades de cada cultura y los horarios de las comidas pueden modificar esta situación.

El objetivo de la higiene natural, como ya se dijo, es vivir armónicamente con la naturaleza y favorecer la expulsión de las toxinas. Mejor dicho, entrar en la onda del organismo y dejar de ponerle trabas mediante nuestros malos hábitos. Por eso, en materia de alimentación, la higiene natural se empecina en que sus seguidores tengan en cuenta las tres fases de la función digestiva y se coman la mayoría de los alimentos desde el medio día hasta las 8 p.m.

Usted se preguntará... ¿Y mi desayuno? Para la antidieta ésta es la comida menos importante del día e incluso se puede suspender sin mayores consecuencias para la salud. Diamond asegura que

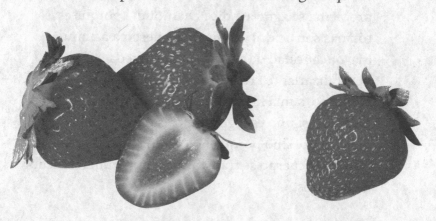

en la mañana el cuerpo tiene todas las energías centradas en la eliminación de toxinas y no es prudente interrumpirlo suministrándole demasiado trabajo por cuenta de un desayuno abundante. Pero si a usted le encanta desayunar, no se preocupe... la antidieta tiene previstas una serie de alternativas que se reseñan más adelante.

De acuerdo con este régimen, el almuerzo y la cena son los dos momentos esenciales para ingerir los alimentos del día, siempre y cuando se consuman antes de las 8 p.m., cuando empieza la fase de asimilación de los nutrientes.

Las personas que no siguen estos preceptos les llevan la contraria a los ciclos corporales pues entorpecen la correcta apropiación de los nutrientes y la eliminación diaria de las toxinas. Si no expulsan las toxinas por completo diariamente, se produce un desequilibrio interno que induce el aumento de peso. Cuando se generan más residuos tóxicos de los que se pueden eliminar, llegan la obesidad y todas sus desagradables consecuencias. Además el problema se agrava —dice Diamond— porque esas toxinas son ácidas y obligan al cuerpo a acumular mayor cantidad de agua para que pueda neutralizarlas. La retención de líquidos, por supuesto, suma kilogramos y malestares. En otras palabras, si uno está gordo no es porque coma demasiado, sino porque no elimina bien las toxinas y porque el cuerpo se transforma en un gran retenedor de líquidos.

Las toxinas

Según Harvey Diamond, hay dos formas de llenar de toxinas el organismo. La primera es atentar contra el metabolismo interno mediante una alimentación incorrecta, mal distribuida y mal combinada. La segunda es consumir alimentos procesados. Dice Diamond que casi toda la comida nos llega después de pasar por procesos de transformación como la cocción —frituras, asados, salteados— y los tratamientos con preservantes. Esas transformaciones le complican la vida al sistema digestivo y alteran su trabajo normal. Los residuos que quedan tras la digestión de los alimentos procesados son altamente tóxicos. "Si ese tipo de alimentos predominan en la dieta, el sistema se ve regularmente sobrecargado de trabajo", asegura Diamond.

Cuando los desechos tóxicos no salen del organismo se acumulan en los "gordos", o cúmulos de grasa, es decir en el abdomen, las caderas, la cintura, el cuello y los muslos.

Para los ideólogos de la antidieta, la clave para perder peso está en limpiar el organismo de las toxinas que se han ido acumulando y en adquirir hábitos saludables permanentes que permitan perpetuar los beneficios de una adecuada forma de comer (tanto en lo relativo al peso como a la salud).

Las tres armas secretas de la antidieta
Los fundamentos de la Antidieta son tres:
1. Consumir grandes cantidades de alimentos ricos en agua.
2. Combinar correctamente los alimentos.
3. Aprender a comerse las frutas.

Los alimentos con alto contenido de agua

Diamond asegura que los seres humanos necesitamos consumir un 70% de alimentos ricos en agua, dado que nuestro organismo está compuesto, en un 70%, por agua. Aclara, eso sí, que no se trata de beber ocho vasos de agua diariamente, como se recomienda en otras dietas, sino de consumir alimentos ricos en agua, como frutas y verduras, que aportan la cantidad de líquido que el cuerpo necesita y son fundamentales para depurar los desechos. Para Diamond, estos alimentos son los más completos de la naturaleza y los más apropiados para el sistema digestivo del hombre. Asegura que contienen todas las vitaminas, minerales, carbohidratos, enzimas y ácidos grasos que se requieren para sobrevivir.

Surge entonces la siguiente duda: ¿Qué tiene de malo el agua en botella? En la antidieta, este tipo de agua no sirve porque no tiene enzimas y otras sustancias indispensables para la digestión. Por su parte, dice Diamond, el agua de los manantiales tiene minerales inorgánicos que pueden combinarse con el colesterol y formar una gruesa capa de lípidos que endurece las arterias. De tomar agua, debe ser destilada. Y a propósito del hábito de beber agua con las comidas, asegura que "Tomar agua con las comidas ejerce un efecto debilitante. Si al comer se bebe agua, se diluyen los jugos estomacales y se impide una correcta digestión de los alimentos. Además se obstruyen los ciclos de apropiación y asimilación, lo que a su vez afecta el ciclo de eliminación".

> Si usted quiere hacer la antidieta, recuerde que no debe combinar carbohidratos y proteínas, ni tampoco dos fuentes de proteínas distintas en una misma comida.

Concluyendo, para que todo el organismo funcione adecuadamente es perentorio que el 70% de la comida esté representado en frutas y verduras frescas, ricas en agua y otros nutrientes. Beber agua en botella no da los mismos resultados que consumir vegetales y, antes bien, puede ser perjudicial para la salud.

La correcta combinación de los alimentos

Si usted ha visto *La antidieta* en algún almacén y el libro le ha inspirado curiosidad, habrá leído en la carátula que el problema de la gordura se deriva de la mala combinación de los alimentos. Es decir que el error no está en lo que uno se come, sino en cómo y cuándo se lo come.

Para resumir la explicación del autor, podemos decir que:

- En una misma comida no se pueden mezclar harinas y fuentes de fécula con carnes u otras fuentes de proteínas. Por ejemplo, las hamburguesas, las pizzas o el arroz con pollo son fatales porque combinan una fuente de fécula con una fuente de proteínas. En la hamburguesa se trata de la mezcla del pan (harina) con la carne de res a la parrilla (proteína).
- Tampoco está permitido mezclar dos tipos de proteínas... En otras palabras, hay que olvidarse de los tentempiés de jamón y queso, los huevos con tocineta y los soufflés que se preparan con huevo, queso y algún tipo de carne o vegetal.
- Está permitido, pero con moderación, combinar dos tipos de almidones, por ejemplo papa y pan tostado.

Usted se preguntará, entonces, cómo puede preparar un almuerzo o una cena. Para los creadores de este antirrégimen, los comodines de todas las comidas son los vegetales. Puede consumirlos como guste y combinarlos con toda la tranquilidad del caso.

Así, si lo desea, puede prepararse una carne a la

plancha y acompañarla de una ensalada verde o un
zumo de vegetales frescos. Si lo que quiere es un
poco de carbohidratos, puede cocinar unas pastas
con salsa napolitana y una ensalada de pepino y
aguacate.

Diamond explica que el sistema digestivo de los
seres humanos no está acondicionado para
consumir en una misma comida más de un alimento
concentrado (proteína o almidón). Aclara que para
digerir las proteínas el hombre utiliza jugos gástricos
de naturaleza ácida, mientras que para degradar las
harinas necesita líquidos alcalinos; si se consumen
ambos alimentos al tiempo, las secreciones gástricas
se neutralizan, los alimentos se digieren a medias y el
organismo se llena de toxinas.

Las verduras se pueden consumir
indiscriminadamente porque se digieren tanto en
medios ácidos como alcalinos.

Aunque puede sonar un
poco escatológico, el
creador de la
antidieta asegura
que los almidones y
las proteínas no
tardan el
mismo
tiempo en
digerirse (tardan
más las
proteínas), de
modo que al

revolver unos con otros, los almidones se ven obligados a estar más tiempo del necesario en el estómago y comienzan a descomponerse. Y así, medio descompuestos, recorren los nueve metros de longitud que tiene el intestino delgado... un proceso que promueve la aparición de toxinas e implica un gasto extraordinario de energía.

Diamond aclara que las proteínas también tienen tiempos de digestión variables (por ejemplo, los lapsos de tiempo que tardan el queso y el pollo en el tracto digestivo son distintos) y por eso no se pueden combinar entre sí.

La ciencia de comer frutas

> Si desea comer frutas, no las combine con otra clase de alimento; resérvelas para el desayuno o la merienda.

Por increíble que parezca, comer frutas tiene su ciencia. Éste es el principio fundamental de la antidieta y en el cual se centran la mayoría de sus enseñanzas. Para Harvey Diamond las frutas son el alimento por excelencia, tanto por su contenido de nutrientes, como por sus cualidades. Dice que todo el tracto digestivo, desde la cavidad oral hasta el intestino grueso, está mejor acondicionado para digerir frutas que otros alimentos, y que su degradación implica un menor gasto de energía. Sostiene que aportan la gran mayoría de las sustancias que una persona necesita para vivir saludablemente y con un peso normal.

Las frutas tienen una particularidad: se digieren mucho más rápidamente que cualquier otro alimento y permanecen menos de 30 minutos en el estómago. Esto las hace únicas, como los miembros de una logia, y por eso sólo se deben consumir con el estómago vacío y jamás en compañía de otros alimentos.

Según la antidieta, el mejor horario para el consumo de las frutas es la mañana, al desayuno, mientras el cuerpo realiza el ciclo de eliminación de las toxinas del día anterior. Las frutas también pueden ser una alternativa a media tarde (dos o tres horas después del almuerzo), o como bocadillo nocturno, siempre y cuando el estómago se encuentre libre de otros alimentos.

Diamond resume sus ideas de la siguiente manera: "Desde el momento que despiertes, a la mañana, hasta el mediodía por lo menos, no consumas otra cosa que zumo de frutas y frutas frescas".

¿Y qué pasa si se mezclan las frutas con otros alimentos? Que las frutas se ven obligadas a permanecer más tiempo del necesario en el estómago, se fermentan, se descomponen y pierden todo su valor nutricional.

Entonces, ¿cuánto tiempo hay que esperar para volver a comer frutas después de ingerir otro tipo de alimentos?

- Después de una ensalada o de un plato de verduras cocidas: 2 horas.
- Después de una comida bien combinada sin carne: 3 horas.
- Después de una comida bien combinada con carne: 4 horas.
- Después de una comida mal combinada: 8 horas.

¿Vegetarianismo disfrazado?

Después de leer *La antidieta* queda la sensación de que detrás de todas las teorías de la combinación de los alimentos, la función digestiva y el consumo de las frutas hay una filosofía milenaria: el vegetarianismo. En los capítulos finales, Harvey Diamond se declara abiertamente vegetariano y dice que ese régimen se ha encargado de mejorar su vida y su salud. A lo largo de varias páginas advierte los peligros de la carne, los lácteos y los huevos, y aunque no los excluye abiertamente de su dieta (tal vez para que sus lectores carnívoros no lo abandonen de tajo), tampoco les da un lugar preponderante y, por el contrario, los condena.

En su franca lucha contra las proteínas de origen animal, afirma, entre otras cosas, que existen muchas investigaciones científicas que demuestran que el consumo de carne aumenta las posibilidades de sufrir enfermedades cardiovasculares, cáncer, gota, artritis, osteoporosis, etc. Luego indica que desde el punto de vista digestivo, la carne tarda cuatro veces más que las frutas en degradarse y asimilarse, y, por ende, gasta cuatro veces más cantidad de energía vital.

Para Diamond, las proteínas son el componente más valorizado de la alimentación. Explica que los seres humanos necesitan poco más de una libra de proteína al mes para satisfacer todas sus demandas alimenticias, pero que la gente consume esa cantidad en un día, o incluso, en cada comida. Las proteínas —añade— se reciclan en el organismo casi en un 70%, de modo que sólo es necesario reponer un 30%.

"En la carne no hay aminoácidos esenciales que el animal no haya tomado de las plantas y que los humanos no podamos obtener de las plantas... A no ser en situaciones de emergencia, los carnívoros generalmente no se comen a otros animales carnívoros: instintivamente, comen animales que se hayan alimentado de vegetales", indica el autor de la antidieta.

Por último, se refiere a las características del cuerpo humano y las compara con las características de los carnívoros: menciona los colmillos de los carnívoros y su capacidad para desgarrar, las peculiaridades de su estómago, sus enzimas especiales para degradar el ácido úrico, así como las condiciones de su hígado; y explica que los hombres no tenemos caninos sino molares, que nuestra saliva es especial para degradar almidones, que nuestro intestino es cuatro veces más grande que el intestino de un carnívoro y que nuestro hígado no reúne las condiciones que se necesitan para degradar el ácido úrico... Todo ello con la finalidad de sustentar la tesis de que los seres humanos no nacimos para comer carne.

Otro tanto ocurre con la leche y los huevos. Diamond explica que el hombre es el único animal sobre la tierra que pretende tomar leche después del destete, y refuerza su argumento con la explicación de que a partir de los tres años de vida deja de producir la lactasa y demás enzimas que degradan la leche. "En todo tipo de leche hay una sustancia que se llama caseína, pero en la leche de vaca hay 300 veces más caseína que en la leche humana... En el estómago, la caseína se coagula formando grandes copos densos y difíciles de digerir... Una vez dentro del organismo humano, esa densa masa viscosa impone al cuerpo un tremendo esfuerzo para liberarse de ella... Además, los subproductos de la

digestión de la leche dejan en el cuerpo una gran
cantidad de mucus tóxico, muy acidificante, que se
almacena parcialmente en el cuerpo en espera del
momento en que éste pueda eliminarlo", explica el
autor.

Para los que empiezan a pensar en el calcio y la
osteoporosis por falta de leche, Diamond argumenta
que este famoso mineral está asociado naturalmente
a la caseína y es muy difícil de digerir, peor
todavía si la leche ha pasado por algún
proceso de pasteurización. Destaca la
importancia de los vegetales verdes
como fuente de calcio, al igual que de
las nueces crudas. Asegura que las
semillas de ajonjolí son la mejor
fuente de calcio que hay en la
naturaleza, aun por encima de la leche.

De todos los derivados lácteos, la
mantequilla es la única que se salva de
toda conjetura por parte de la antidieta
debido a que es una grasa y es neutra, no
ácida.

Con respecto a los huevos, Diamond afirma
que "A menos que los huevos se coman crudos, sus
aminoácidos se coagulan con el calor y, por
consiguiente, se pierden. Y aunque se comieran
crudos, los huevos provienen de las gallinas, a las
cuales se les da arsénico para curarles los parásitos y
estimular la producción de huevos".

Además de atacar las proteínas de origen animal,
Diamond desaprueba el consumo de todos los

alimentos estimulantes y procesados, entre ellos el café, el té, el chocolate, las gaseosas, los licores, los suplementos de vitaminas y la sal de mesa (debe reemplazarse por sal marina).

Cierto y en entredicho

Si le atrae esta dieta y quiere ponerla en práctica, tenga en cuenta que la versión de Harvey Diamond no es la única que hay. Alberto Rodríguez, médico gastroenterólogo y jefe de la Unidad de Gastroenterología del Hospital San Ignacio de Bogotá, asegura que desde la perspectiva de la medicina tradicional, muchos de los planteamientos de la antidieta carecen de sentido.

En cuanto a las tres fases de la función digestiva, afirma que jamás había oído hablar de ellas de esa manera, y que tal afirmación pugna además con las bases del ciclo circadiano, es decir, con el ciclo que genera la producción diaria de hormonas. Para la medicina tradicional, todas las mañanas los seres humanos producimos una serie de hormonas como el cortisol y las catecolaminas, que se encargan de "ponernos las pilas" y de activar todos los sistemas para que haya un correcto desempeño de las funciones, es decir, para incitar la concentración, la memoria, etc. Gracias a estas hormonas el cuerpo está más alerta que nunca por la mañana y por eso necesita una buena cantidad de nutrientes. "Un adagio dice que uno debe desayunar como rey, almorzar como príncipe y comer como mendigo. El sistema digestivo, y en general todo el cuerpo, está más activo de día que de noche. La síntesis de proteínas y la producción de enzimas y hormonas llega a su pico máximo alrededor de las 3 p.m., y desde ese momento comienza a decaer; en otras palabras, la digestión y todo el metabolismo se vuelve más lento. Si uno no desayuna, no le aporta al organismo una buena reserva de energía para realizar la digestión ni las demás funciones; por eso, a mucha gente que sale de su casa sin desayunar, le da 'la pálida' en la calle. Si tú comes de noche y no de día, es como si recibieras el dinero de la prima en septiembre y no en diciembre, cuando debes gastar más plata por la Navidad", explica Rodríguez.

En cuanto a la combinación de los alimentos, el gastroenterólogo asegura que en el estómago no hay jugos alcalinos sino únicamente jugos ácidos, y que cualquier alimento que llegue allí, sea carbohidrato o proteína, comienza a digerirse. En el intestino delgado sí se vierten los líquidos alcalinos, que cumplen dos finalidades: terminar la digestión de la comida y contrarrestar el ácido de los jugos estomacales para evitar que dañen las paredes del intestino. En otras palabras, sí es cierto que lo alcalino neutraliza lo ácido y, de hecho, ésa es su finalidad, porque si los líquidos alcalinos no menguaran la acción de los ácidos, las paredes del intestino se digerirían a sí mismas como una comida más.

Rodríguez explica que el estómago tiene la capacidad de discriminar los contenidos que envía al

intestino a medida que éstos se encuentran listos
para salir. Por ende, si uno se come una manzana y
una torta de chocolate, la manzana sale del
estómago antes que la torta.

Explica también que las proteínas no son tan
difíciles de digerir, como plantea Diamond. Son más
exigentes los carbohidratos y todavía más las grasas,
que Diamond prácticamente olvidó mencionar, pero
que sí están permitidas en su antidieta.

El doctor Alberto Rodríguez se manifiesta de
acuerdo con Diamond en muchas de sus críticas a las
proteínas. Cree que los seres humanos sí consumimos
más de las necesarias y que las fuentes de proteína
vegetal son mucho más saludables que las de origen
animal. Piensa que la leche es apropiada para los
niños, no para los adultos y menos para los ancianos,
porque los seres humanos, en efecto, reducen
dramáticamente la producción de la enzima lactasa
después de haber cumplido los 30 años de edad y un
10% más con cada década que pasa.

"Con la lactasa pasa lo mismo que con el
colágeno. Es imposible que la piel de un anciano sea
igual a la de un joven porque ya no tiene tanto
colágeno. Un anciano tampoco puede tomar tanta
leche como un niño porque produce muy poca
lactasa y su organismo no es capaz digerirla".

Mantenerse en la antidieta

Harvey Diamond les asegura a sus seguidores
que este régimen no es una moda, ni algo pasajero,

sino un nuevo estilo de vida en pro del bienestar y la salud. Les aclara que no es preciso dejar todo el esfuerzo de lado si alguna vez rompen la antidieta o sucumben a la tentación de comerse un *filet mignon* acompañado de puré de papas. No obstante, invita a los interesados a cambiar la forma de alimentarse y hacer de su régimen una costumbre permanente, porque los beneficios sólo se garantizan si los tres principios básicos se transforman en un hábito.

Para la comunidad médica en general, la antidieta no implica riesgos para la salud (a menos que se haga estrictamente vegetariana), y puede ser practicada por cualquiera.

La mayoría de las personas que han seguido con juicio la antidieta han bajado de peso, pero no todas han podido hacer de ella una forma de vida. Harvey Diamond dice que menos de un 10% de los iniciados siente malestares al comenzar y explica que eso es apenas natural debido al cambio de alimentación y a la depuración de toxinas. Si usted tiene un mal comienzo con la antidieta, estas palabras de Diamond lo reconfortarán:

"El exceso de peso desaparecerá, habrá un incremento de energía y todo irá mejorando poco a poco. El mayor error que puedes cometer, si te sientes un poco incómodo al comienzo, es decir 'al diablo con todo' y volver a los hábitos de antes. La incomodidad que sientes es un indicio de la falta que te hacía la desintoxicación... Una cosa es segura: tu cuerpo quiere depurarse de cualquier cosa que no contribuye a perpetuar tu salud".

Aunque es cierto que la dieta de Diamond ayuda a perder peso, es interesante preguntarse hasta qué punto ello obedece a la desintoxicación del cuerpo y no al cambio de alimentación como tal. Si uno está acostumbrado a comer galletas, pasteles, harinas de todo tipo, carnes, grasas y muchas bebidas gaseosas... ¿necesariamente no comenzará a perder peso si restringe todos los postres y reduce la cantidad de harinas y carnes a menos del 30% en la alimentación diaria? ¿Será la antidieta otra forma de régimen bajo en calorías?

Consejos prácticos[1]

- Siempre que puedas, usa frutas y verduras frescas, y cuando no dispongas de ellas emplea congelados (sin conservantes ni salsas).

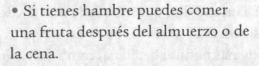

  • Si tienes hambre puedes comer una fruta después del almuerzo o de la cena.

  • Usa aderezos y condimentos que no lleven aditivos ni conservantes químicos, ni azúcar ni glutamato, pues ellos sólo le agregan toxinas al cuerpo. En los aderezos para ensaladas evita el vinagre.

- Es un fermento que suspende la digestión salival y retarda la digestión de los almidones. Sustitúyelo por zumo de limón.

---

[1] Tomados del libro *La antidieta*, de los doctores Harvey y Marilyn Diamond.

- Evita el consumo excesivo de ajo y de cebollas crudas que pervierten las papilas gustativas y son causa de que te apetezcan comidas más pesadas.

- No consumas más que pan hecho con harina integral.

- Cualquier almuerzo puede ser sustituido por frutas frescas o por una ensalada de frutas sin azúcar.

- Si restringes el consumo de productos lácteos, recuerda que las nueces crudas son una abundante fuente de calcio.

- No comas en exceso. Si no puedes controlarte, procura consumir frutas y verduras frescas hasta que el organismo se depure.

  Menús sugeridos para la primera semana:

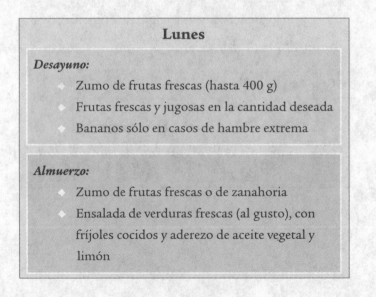

Lunes

Desayuno:
- Zumo de frutas frescas (hasta 400 g)
- Frutas frescas y jugosas en la cantidad deseada
- Bananos sólo en casos de hambre extrema

Almuerzo:
- Zumo de frutas frescas o de zanahoria
- Ensalada de verduras frescas (al gusto), con fríjoles cocidos y aderezo de aceite vegetal y limón

Comida:

- Zumo de verduras frescas
- Crema de coliflor
- Pollo al horno
- Habichuelas al ajo
- Ensalada verde

Martes

Desayuno:

- El mismo del lunes

Almuerzo:

- Ensalada de pepino cohombro, aguacate y tomate, aderezada con aceite de oliva y zumo de limón
- Si lo prefiere, puede reemplazar la ensalada por más fruta fresca

Comida:

- Zumo de verduras frescas
- Ensalada de arroz tipo Mediterráneo (se prepara con arroz integral, calabacines, albahaca, orégano, espinaca, lechuga, alfalfa y aceitunas)

Miércoles

Desayuno:

- El mismo del lunes

Almuerzo:

- Ensalada de pepino con nueces (las nueces deben estar crudas, no tostadas)

Comida:

- Zumo de verduras frescas
- Ensalada César (la receta tradicional, sin queso parmesano ni anchoas)
- Coles de Bruselas al curry
- Guisado para dos (se prepara salteando papa, zanahoria, cebolla, apio, bróculi, calabacín, habas y guisantes; luego se adoba con salvia, mejorana, sal marina y semillas de apio; por último se deja conservar en un caldo de verduras durante 15 minutos)

Jueves

Desayuno:

- El mismo del lunes

Almuerzo:

- Frutas frescas y zumos de frutas o un emparedado de tomate, aguacate, pepino y alfalfa, en pan integral tostado, con un poco de mayonesa o mantequilla

Comida:

- Zumo de verduras frescas
- Ensalada de pollo al curry

Viernes

Desayuno:

- El mismo del lunes

Almuerzo:

- Zumo de frutas frescas o de zanahoria
- Emparedado de verduras (se prepara con pan integral; se rellena con zanahorias, coliflor y habichuelas al vapor, aderezadas con mantequilla o mayonesa)

Comida:

- Crema de coliflor y guisantes
- Filetes de pescado a la parrilla
- Ensalada verde

Sábado

Día exclusivo de frutas, para perder el máximo de peso

Desayuno:

- Zumo de frutas frescas

Almuerzo:

- Frutas frescas

Comida:

- ◆ Batido de frutas (se prepara licuando
  $^1/_4$ de taza de almendras crudas sin cáscara,
  1 cucharada de miel, 1 taza de agua fría,
  2 bananos y 6 fresas)

Domingo

Desayuno:

- ◆ Ensalada de fresas y kiwi con salsa de fruta
  (sin azúcar)

Almuerzo:

- ◆ Zumo de frutas o de zanahoria
- ◆ Sopa de verduras tipo campesino
- ◆ Ensalada de verduras con aderezo de aceite
  vegetal y limón (se puede reemplazar por un
  emparedado de coliflor)

Comida:

- ◆ Zumo de verduras frescas
- ◆ Pastel de papa
- ◆ Zanahorias glaseadas con albahaca
- ◆ Ensalada de lechuga y espárragos

Las dietas extrarrápidas: a ritmo de yo-yo

Las dietas extrarrápidas son la solución que todos deseamos poner en práctica porque implican un esfuerzo corto y resultados rápidos y evidentes. Aunque cada semana surgen nuevas versiones y las revistas femeninas no paran de publicarlas, algunas de ellas han logrado trascender. Por ejemplo, la dieta de la sopa de cebolla milagrosa, la dieta de los astronautas, la dieta de la alcachofa, la dieta de la Clínica Mayo y la dieta de la piña.

Lo bueno: Muestran resultados "ya".

Lo malo: Acarrean mucha pérdida de agua y de masa muscular, descompensan el organismo y pueden alterar el metabolismo.

Lo feo: Producen un efecto yo-yo: todo lo perdido se vuelve a recuperar y a veces con unos gramos de más.

Si usted está leyendo este libro y ha intentado bajar de peso en más de una ocasión, inevitablemente se habrá topado con alguna dieta milagrosa que le ha prometido librarlo de la obesidad con una estrategia mágica, cortísima y certera. Tal vez haya probado dietas con piña o la famosa sopa de cebolla "quema grasa"; habrá oído hablar de la dieta de los astronautas y de la dieta de la Clínica Mayo, que, por cierto, nada tiene que ver con esa institución hospitalaria... Cada semana, en las revistas femeninas aparece un nuevo *hit* dietético mejor que el anterior y más contundente, que garantiza —¡por fin!— arrasar la grasa de la espalda, la de la barriga, la de los "conejos", en fin... la que usted necesita perder.

> Estas dietas producen un efecto yo-yo: ocasionan una pérdida de peso muy rápida que al poco tiempo se recupera.

Todos hemos puesto nuestra fe en esas dietas de sacrificios de corta duración y todos hemos perdido unos cuantos kilos, pero al cabo de unos días, o de un fin de semana, los gorditos vuelven a la normalidad y a veces con unas libras extra.

Hay tantas dietas extrarrápidas como páginas de revistas femeninas; sin embargo, no todos esos regímenes han cobrado importancia, ni han logrado despertar interés entre las personas con sobrepeso. Otros, por el contrario, aún viajan de oficina en oficina, se han colado en las universidades, las cafeterías e Internet. Es difícil determinar qué hace que una dieta extrarrápida se vuelva famosa, dado que la fama no se genera por el simple hecho de aparecer en un medio de comunicación. Las dietas que realmente alcanzan la cima del chisme son las que pasan de las revistas a las reuniones sociales y los pasillos, las que se vuelven un tema de conversación entre la gente y un asunto de moda, como el último CD del artista del momento o el color de la temporada. Entre ese selecto grupo de dietas memorables hay que nombrar la dieta de la sopa milagrosa, la dieta de los astronautas, la dieta de la clínica Mayo, la dieta de la alcachofa y las dietas con piña.

Aquí están:

La dieta de la sopa milagrosa

Asegura que se pueden perder hasta seis kilos en una semana.
Duración: una semana.
Receta básica de la sopa milagrosa

Ingredientes:

> 6 cebollas grandes
> 2 pimentones verdes
> 2 latas grandes de tomate
> 1 ramillete de apio
> 1 repollo grande
> 1 cubito de caldo de pollo
> Sal y pimienta al gusto

Preparación:

Taje la cebolla en 6 pedazos grandes, corte el pimentón, el repollo, el apio y el tomate. Ponga todos los ingredientes en una olla con $1^1/_2$ litros de agua y el cubito de caldo. Deje hervir a fuego bajo durante 20 minutos y después licúe.

¿Cómo se hace la dieta?

Primer día

Sopa en las cantidades deseadas. Cualquier clase de fruta, menos banano, en la cantidad deseada. Té sin azúcar o zumo de arándanos.

Segundo día

Sopa en las cantidades deseadas. Todo tipo de verduras de hoja verde (excepto habichuelas o guisantes). Si quiere, puede complementar con una papa asada por la noche. Ninguna fruta.

Tercer día

Sopa en las cantidades deseadas. Frutas, menos banano, y verduras en las cantidades deseadas.

Cuarto día

Sopa en las cantidades deseadas. Bananos y leche descremada.

Quinto día

Sopa al menos dos veces en el día. Carne de res (entre 125 g y 250 g), acompañada de una lata mediana de tomate o de 6 tomates frescos. Beba de 6 a 8 vasos de agua.

Sexto día

Sopa al menos una vez en el día. Carne y verduras en las cantidades deseadas.

Séptimo día

Sopa. Arroz integral, jugos de fruta y verduras.

La dieta de los astronautas

Es una dieta para bajar de peso muy rápidamente. Se pueden perder hasta tres kilos en tres días. El menú es el mismo todos los días.
Duración: tres días.

Desayuno:

$1^{1}/_{2}$ cucharadas de leche en polvo descremada, disuelta en agua, café o té

Almuerzo:

1 huevo duro o tibio. Ensalada de lechuga con aceite vegetal, limón y pimienta

Comida:

1 tajada de carne asada (sin grasa), con ensalada

Nota: Se recomienda beber dos litros de agua al día para evitar la deshidratación; también se deben ingerir suplementos vitamínicos puesto que esta dieta es extremadamente pobre en nutrientes.

La dieta de la Clínica Mayo

Se pueden perder hasta siete kilos en un mes. Es una dieta recargada en proteínas que puede ser peligrosa para las personas con antecedentes de enfermedad coronaria o renal. Puede provocar sensación de debilidad y cansancio, así como calambres. (Ver recuadro.)

Duración: de 2 semanas a un mes.

Menú para la primera semana
(Igual todos los días)

Desayuno:

1 ó 2 huevos duros, acompañados de una toronja y té

Almuerzo y comida:

2 huevos duros, acompañados de fruta, verdura o queso blanco

Menú para la segunda semana
(Igual todos los días)

Desayuno:

Café o té, con una tajada de pan o una taza de zanahorias ralladas, con limón

Almuerzo y comida:

2 huevos duros, carne o pescado, acompañados de ensalada de verduras

La cruz de la Mayo

Para la prestigiosa Clínica Mayo la aparición súbita e inexplicable de una supuesta dieta para bajar de peso, respaldada por sus médicos, es causa de preocupación. Jennifer K. Nelson, editora de nutrición de MayoClinic.com, asegura que recibe 30 llamadas diarias de personas que le preguntan por este falso régimen, y que alrededor de 2.000 cibernautas visitan todos los días el sitio web de la institución en busca de la famosa dieta. Ella y los demás funcionarios de la clínica son tajantes en afirmar que no existe una "dieta de la Clínica Mayo" y que este supuesto régimen, que apareció en la década de los 40, es producto de la imaginación de empresarios inescrupulosos que decidieron usar el nombre de la clínica —obviamente sin permiso— para promocionar dietas de moda. También se habla de un periodista de Minneapolis, Estados Unidos, que recibió tratamiento y una dieta especial para la gota con un médico de la Clínica Mayo. Dado que la dieta le dio resultado, se dedicó a divulgarla a través de la estación de radio y el periódico donde trabajaba, bajo el nombre de la "dieta de la Clínica Mayo", y poco a poco la información se regó hasta formar la bola de nieve que hoy aterra a las directivas de la entidad.

Desde 1940 hasta la fecha han surgido muchas y muy variadas versiones del régimen: unas a base de huevos, otras a base de toronjas y otras a base de zanahorias, cilantro y apio.

La dieta de la piña y la toronja

La acción conjunta de estas dos frutas tropicales es una bomba diurética (es decir que ayuda a eliminar líquidos) y promete una pérdida de tres kilos en cinco días.
Duración: cinco días.

Primer día

Piña y toronja, en las cantidades deseadas, bien sea en zumo o pulpa

Segundo día

Desayuno:

$^1/_2$ toronja
1 tajada de pan integral
1 tajada de queso bajo en grasa
1 taza de café en leche descremada

Almuerzo:

1 filete de ternera pequeño, a la plancha
Tomates asados y papas hervidas
$^1/_2$ tajada de pan integral
100 g de queso bajo en grasa

Media tarde:

Manzana

Comida:

1 plato de sopa de verduras
1 huevo duro

$^1/_2$ tajada de pan integral

1 rodaja de piña

Tercer día

Piña y toronja, en las cantidades
deseadas, bien sea en zumo o pulpa.

Cuarto día

Desayuno:

1 rodaja de piña

1 tajada de pan integral

50 g de jamón de York

1 taza de café en leche descremada

Almuerzo:

Ensalada de tomate (3 unidades) con
hierbas aromáticas, cubos de queso
mozarella y aceite de oliva

100 g de pechuga de pollo, a la plancha

Media tarde:

Yogur de dieta

Comida:

150 g de habichuelas hervidas

1 filete de pescado a la plancha

$^1/_2$ tajada de pan integral

1 toronja

Quinto día

Piña y toronja, en las cantidades
deseadas, bien sea en zumo o pulpa.

La dieta de la alcachofa

La alcachofa es un diurético natural. Es rica en fibra y se recomienda para bajar la presión arterial (siempre y cuando se consuma sin sal). La dieta de la alcachofa asegura que se pueden perder tres kilos en tres días.

Duración: tres días.

El menú es el mismo todos los días y consiste en:

Desayuno:

> 1 vaso de jugo de naranja
> 2 tajadas de pan integral untadas de crema de alcachofas
> 1 yogur de soya

Almuerzo:

> 50 g de arroz integral con alcachofas
> 1 manzana

Merienda:

> 1 vaso de leche descremada

Comida:

> 3 alcachofas a la plancha
> 50 g de queso fresco
> 1 tajada de pan integral

Nota: Se recomienda tomar dos cápsulas de alcachofa media hora antes de consumir la merienda, y beber dos litros de agua al día. Estas cápsulas se pueden conseguir en tiendas naturistas o en restaurantes vegetarianos.

Sube y baja, baja y sube

Las dietas extrarrápidas crean un círculo vicioso: la persona baja de peso, pero no se mantiene en ese peso, hasta que hace la siguiente dieta... Y con ésa tampoco se mantiene... Para la nutricionista Martha Díaz, docente con más de 20 años de experiencia profesional, este balancín tiene varias causas. Por un lado, la mayoría de los ingredientes estrella de las dietas rápidas (como la piña o la alcachofa) son diuréticos, es decir, alimentos que ayudan a eliminar líquidos con facilidad; por el otro lado, son dietas bajas en sal que refuerzan el proceso diurético. Lo anterior explica que los kilos que la persona pierde son de agua y se recuperan tan pronto como vuelve a comer al ritmo de antes y reanuda su vida habitual.

En estas dietas el cuerpo gasta algo de grasa pero la gran mayoría de la pérdida es hídrica; por eso, en muchos casos hay descompensaciones y malestar físico. Para la nutricionista Claudia Gamboa, miembro de la Asociación Colombiana de Diabetes, las descompensaciones no sólo afectan el desempeño orgánico sino las emociones. "Las dietas yo-yo le implican un cambio muy brusco al organismo y no le permiten prepararse para el proceso de adelgazar. Es como si al cuerpo le pagaran un millón de pesos al mes y de un momento a otro le recortaran el sueldo a doscientos mil pesos... Simplemente no le alcanza y tiene que afectar su integridad para mantenerse; por eso muchos pacientes se quejan de mal humor cuando hacen este tipo de dietas", explica.

La nutricionista Patricia Escobar agrega que la gente no sólo baja de peso porque se altera el porcentaje corporal de agua sino porque decide pasar hambre: "Algunas pacientes me han contado que al segundo día de la dieta de la piña se les parte la lengua y que prefieren pasar hambre antes que seguírsela comiendo. Obviamente ingieren tan poquitas calorías que se adelgazan".

> La mayoría de estas dietas de moda son diuréticas y producen cambios en el porcentaje de agua del cuerpo.

Las dietas extrarrápidas no permiten crear hábitos alimenticios saludables, sino que se ofrecen como una solución pasajera para lucir mejor un traje de baño antes de ir a la playa, o para que la cremallera de alguna falda vuelva a subir. Es más fácil dejarse tentar por tres o cuatro días de un régimen muy estricto y aburrido, que emprender un esfuerzo de meses... Pero esa "pereza" se paga caro.

A medida que el organismo se enfrenta a esta clase de regímenes estrictos y muy bajos en calorías, activa sus alarmas de ahorro de energía y comienza a gastar menos energía de la que comúnmente gastaba.

Todos tenemos una tasa metabólica basal, o gasto de energía en reposo, que se utiliza en la respiración, la formación de tejidos, la actividad celular, etc. Tan pronto como el organismo detecta que ha comenzado a recibir mucha menos energía que antes, intenta adaptarse a la novedad y optimiza el poco combustible que le entra. Es decir, disminuye el metabolismo basal, de tal modo que si antes gastaba 1.300 Kcal diarias en estas funciones, aprenderá a sobrevivir con sólo 900 o 1.000 Kcal.

Lo grave de esto es la reacción a largo plazo. Terminado el régimen, el cuerpo mantiene el mecanismo de ahorro calórico, y la cantidad de comida que antes resultaba normal se transforma en un engordador exceso. Es frecuente que quienes practican estos regímenes recuperen el peso original e incluso aumenten tan pronto como retoman la alimentación habitual.

El cuerpo humano tiene diversos mecanismos de adaptación. Cuando se ve sometido a dietas muy fuertes ahorra, y luego, al recibir la alimentación habitual, sigue en actitud precavida y continúa guardando grasa para futuros momentos de escasez.

Las personas que hacen dietas rápidas permanentemente generan cambios metabólicos en sus organismos y luego no logran perder peso ni siquiera con los regímenes más rápidos ni extremos. La nutricionista Alicia Cleves, especialista en nutrición infantil y docente de la Universidad Javeriana de Bogotá, dice al respecto: "Cuando se producen cambios a nivel de enzimas, de hormonas y de las sustancias corporales, es muy difícil lograr que el paciente se estabilice, y uno como nutricionista no le puede prometer que va a bajar en X tiempo. Eso depende de cada organismo y de qué tan alterado esté".

Mitos y verdades

El ajo y la cebolla: Se ha dicho que el ajo y la cebolla tienen poderes "quema grasa" capaces de eliminar la panza y otros desagradables cúmulos de lípidos. El ajo, en efecto, es uno de los alimentos más medicinales de la naturaleza, pero no mueve de su lugar los adipositos o células que almacenan la grasa. Sirve para erradicar los parásitos que viven en el intestino, ayuda a controlar la presión arterial elevada, es antibiótico, mejora la salud de las encías, evita la formación de trombos en la sangre y aumenta los niveles de colesterol "bueno". La cebolla, por su parte, tampoco mueve la grasa de su lugar, pero depura la sangre, es diurética y antibiótica y ayuda a combatir la gripa y las infecciones pulmonares porque es rica en vitaminas A y C. La cebolla es recomendable para los diabéticos y para quienes padecen enfermedades de los riñones y el hígado.

Las sopas adelgazantes: La sopa no adelgaza porque sí. No obstante, es una de las preparaciones preferidas de los menús de dieta porque produce saciedad y es rica en fibra. No es cierto que los bebés deban tomar sopa porque alimenta: la sopa simplemente llena.

La berenjena: La famosa y horrorosa agua de berenjena no corta la grasa ni ayuda a movilizarla, es diurética y sólo promueve la pérdida de líquido mediante la orina.

La gran mayoría de las dietas de revista, o dietas rápidas, utilizan alimentos diuréticos con el fin de que la persona orine más y, por ende, pierda agua. Como el agua es pesada, cuando disminuye su porcentaje en el organismo se evidencia una pérdida de peso grande.

Usted, yo o cualquiera puede diseñar una dieta diurética y seguramente logrará perder peso a costa del agua corporal. Es conveniente conocer cuáles son los alimentos más diuréticos y laxantes para tener el criterio suficiente a la hora de evaluar una dieta y decidir con inteligencia si vale la pena o no.

Alimentos altamente diuréticos	Alimentos moderadamente diuréticos
Alcachofa	Avellana
Apio	Cebolla
Berenjena	Ciruela

Calabacín	Higo
Cereza	Lechuga
Espárrago	Melón
Fresa	Pepino
Perejil	Piña
Pera	
Sandía	
Semilla de aguacate molida	
Toronja	
Uva	

Alimentos altamente laxantes	**Alimentos moderadamente laxantes**
Avena	Albaricoque seco
Centeno	Calabacín
Ciruela	Coliflor
Frambuesa	Espinaca
Higo	Melón
Tamarindo	Mora
Papaya	Kiwi
Pitahaya	Pera
	Piña

Con estos datos es muy fácil inventar un régimen de moda ultrarrápido y luego ponerlo a circular entre los amigos. Se podría crear, por ejemplo, la "dieta bomba del espárrago y la fresa", así:

Desayuno:

$^1/_2$ taza de leche descremada
1 taza de fresas sin azúcar
1 tostada integral

Media mañana:

Jugo de fresas

Almuerzo:

Sopa de espárragos
acompañada de media
pechuga de pollo a la
parrilla, espárragos
hervidos y más fresas

Media tarde:

Jugo de fresas

Comida:

125 g de carne a la
plancha
Ensalada de verduras
verdes con espárragos y
aderezo de limón

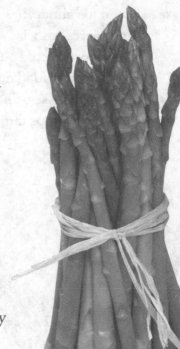

Habría que advertir que es
necesario tomar mucha agua durante
los días del régimen e ingerir algún suplemento
vitamínico.

Hacer una dieta de éstas no tiene ciencia pero es
peligroso para el metabolismo. Si usted quiere
trabajar en una revista de *fitness* y adelgazamiento

dedíquese a diseñarlas, pero si lo que quiere es perder peso, mejor cuídese y opte por un régimen que no le acarree problemas de salud posteriores.

Los batidos y las barras

En los almacenes naturistas, las tiendas, los supermercados y las droguerías se consiguen una serie de productos que no adelgazan pero ayudan a reducir la cantidad de calorías que se ingieren diariamente y se utilizan para reemplazar una o dos comidas. Son los famosos batidos o malteadas de dieta y las barras de proteínas. Existen muchas marcas y presentaciones con sabores para todos los gustos.

Estos productos están esencialmente compuestos de proteínas, tienen muy poca grasa y aunque son bastante dulces, no traen azúcar. Los batidos y las barras son bajos en calorías (alrededor de 180 Kcal por porción) y muchos de ellos ayudan a controlar el apetito. Cada fabricante determina las características de su producto y la forma de usarlo.

Algunos sirven para reemplazar dos comidas y otros sólo una.

Aunque estos batidos y barras tienen el generalizado defecto de que no ayudan a crear hábitos alimenticios saludables, no están proscritos por los nutricionistas. La nutricionista Carolina Camacho asegura que se pueden incorporar a las dietas de personas que no tienen tiempo para ir a la casa a prepararse un almuerzo balanceado. La mayoría de estos alimentos sustitutos son ricos en proteínas y, por ende, no permiten que la persona destruya su masa magra para abastecerse de energía.

La clave para utilizarlos con éxito radica en seguir las instrucciones del fabricante. Si usted prepara un batido que reemplaza una comida, tenga en cuenta que sólo puede tomarse el batido, sin tentempiés, y mucho menos con un plato fuerte. Si en lugar de reemplazar la comida la complementa con la malteada, logrará exactamente el efecto contrario al que desea: se engordará.

Para escoger un buen producto, Tatiana Rubio, nutricionista y directora de mercadeo de la línea de productos nutricionales y deportivos de Laboratorios Dietesyn S. A., recomienda leer cuidadosamente las etiquetas y seleccionar el que brinde mayor cantidad de proteínas. Explica que los batidos ayudan a reducir de peso y mantienen en buen estado los músculos. Dice además que es preferible usarlos para reemplazar una sola comida y no dos, con el fin de evitar posibles carencias de nutrientes a mediano y largo plazo.

En Colombia, el Instituto Colombiano de Bienestar Familiar recomienda el consumo de un gramo de proteína por cada kilogramo de peso ideal. Si su peso ideal son 50 kilos, su demanda diaria de proteínas estará entonces alrededor de 50 gramos.

Si usted quiere recurrir al sistema de los batidos para bajar de peso, hágalo con la ayuda de un nutricionista. No olvide que cada persona tiene necesidades dietéticas únicas, y los batidos son una solución estándar, igual para todos. Por eso, con el fin de balancear la alimentación diaria en función del batido y de los requerimientos individuales, hay que determinar qué alimentos y en qué cantidades se pueden consumir durante las comidas normales. Una persona corpulenta tendrá que consumir más comida que alguien de estructura ósea pequeña, pero eso sólo lo puede definir un profesional entrenado en dietética. La nutricionista Martha Díaz recomienda seleccionar un producto que incluya fibra para evitar episodios de estreñimiento.

Muchos de estos batidos dicen ser ricos en vitaminas y minerales, pero ojo, eso no es lo más importante. Las vitaminas y los minerales son valores agregados. Lo realmente importante está en el contenido de proteínas, que debe ser alto, y en el de grasas y azúcares, que debe ser muy bajo.

Algunos de estos productos contienen polisacáridos viscosos indigestibles, como la harina o goma de guar, que se encargan de retardar el vaciamiento gástrico y la absorción de los carbohidratos en el intestino. Esto es muy bueno desde el punto de vista de la glicemia, ya que la mantiene estable, y también desde la perspectiva de la ansiedad por la comida, puesto que genera sensación de llenura. Aun así, la goma de guar tiene un inconveniente: puede resultar algo indigesta.

Hábitos: ahí está la clave

"Cuando se hacen dietas rápidas no se está atacando la raíz del sobrepeso, que son los malos hábitos alimenticios", explica la nutricionista Claudia Gamboa.

Todos los especialistas, tanto nutricionistas como endocrinólogos de diversas corrientes, coinciden en lo mismo: la clave de una dieta exitosa está en modificar definitivamente las malas costumbres alimentarias, es decir, los hábitos poco saludables que se han arraigado desde la infancia.

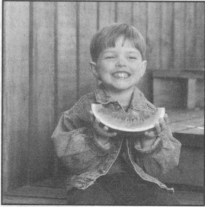

Las dietas rápidas son las únicas que no apuntan a este principio universal y, por ende, siempre lo hacen regresar al punto de partida, o sea a la obesidad.

Por bajar de peso uno es capaz de comer sandía durante tres días consecutivos, pero ¿puede hacerlo toda la vida? No. De ahí que con estas dietas jamás se puedan aprender nuevos hábitos, más favorables a la pérdida de peso, al mejoramiento de la calidad de vida y a la salud en general.

Los malos hábitos alimenticios provienen de la infancia. La nutricionista Claudia Gamboa dice al respecto: "En la mayoría de los casos, uno no hereda la hipertensión, la obesidad o la diabetes; hereda los malos hábitos alimenticios de la familia".

Modificar la forma de comer de un adulto no es tarea fácil, pero educar bien a los niños sí puede serlo. Un niño que aprende a comer bien tendrá muchas menos posibilidades de ser un adulto obeso que un niño que deja el almuerzo porque se atiborra de golosinas antes de pasar a la mesa.

¿Niños gorditos?

La mayoría de los niños que desarrollan obesidad no son víctimas de enfermedades de tiroides sino de malas costumbres que se arraigan en el hogar. Para Alicia Cleves, nutricionista infantil, los padres se equivocan porque:

Gratifican a los hijos con comida. Los papás que trabajan demasiado compensan el tiempo que no pasan con sus hijos llevándoles toda clase de golosinas, invitándolos a restaurantes de comidas rápidas y mandándoles al colegio dulces y comida en paquetes.

Castigan o premian con la comida. "Si te comes el almuerzo te llevo a comprar un helado", es una típica frase que guarda implícito un doble mensaje y que se presta a interpretaciones múltiples como, por ejemplo, que el almuerzo es aburrido pero el helado es rico.

Dan mal ejemplo. La mayoría de los papás obesos saben cuál es la causa de su exceso de peso y la proyectan en sus niños a diario. Algunas mamás, por ejemplo, regañan a sus hijos por comer dulces, pero ellas mismas tienen un arsenal de golosinas en la cartera y "pican" todo el día.

Cleves asegura que son los adultos quienes generalmente le ponen trabas al proceso de pérdida de peso de los niños. "A mí me dicen: 'Pobrecito mi niño, me lo va a matar de hambre', y lo único que yo he restringido es la comida rápida y las golosinas extra. Es curioso, pero a veces los niños quieren hacer el tratamiento y son los padres quienes lo complican todo. A los papás se les olvida que la gordura ocasiona burlas y apodos en el colegio, y que afecta el rendimiento escolar y la socialización de los niños", explica.

"He visto en mi consulta que los niños que logran organizarse en el aspecto alimentario logran organizarse en todo... la lectura, las tareas; no van a ser adolescentes que se dejen llevar fácilmente por las drogas o por cualquier otra mala influencia, porque saben lo que quieren y tienen la suficiente fuerza de voluntad para decir no", concluye Alicia Cleves.

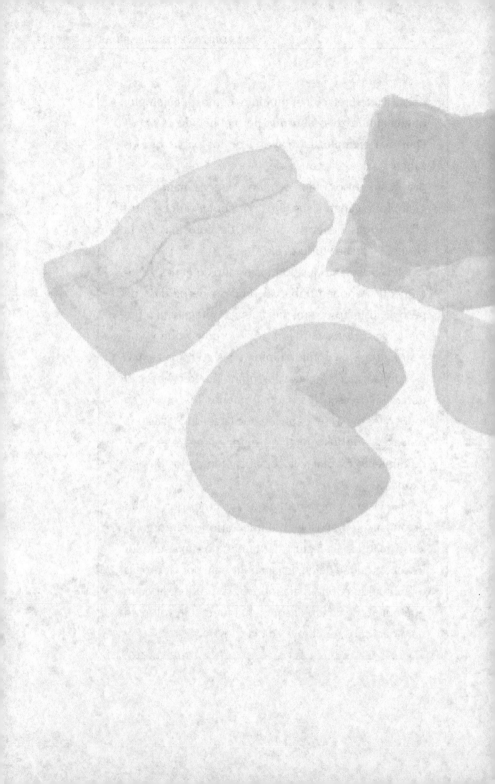

Las dietas anticarbohidratos: ¡grasas y carnes sí!, ¡dulces no!

La mayoría de los nutricionistas cree que el problema del sobrepeso se debe al exceso de comida... Demasiados pasteles, fritos, salchichas, chicharrones y dulces, acompañados de una vida sedentaria y un mínimo gasto calórico. Sin embargo, su teoría no es la única ni la última. Muchos médicos en todo el mundo, en su mayoría endocrinólogos, han venido atribuyendo la obesidad a la liberación excesiva de la insulina, que se produce cuando se ingieren carbohidratos simples como pasteles, helados y miel, entre otros. Para ellos las calorías y la grasa son lo de menos, pero el azúcar es lo de más. Dietas que están en furor, como la dieta de La Zona, la dieta antiazúcar y la dieta del doctor Atkins, le apuntan a disminuir el nivel de insulina en la sangre y estimular la circulación del glucagón, una hormona que se encarga de utilizar la grasa acumulada cuando los niveles de insulina están bajos.

"El azúcar mata, deprime, envejece y quita vida.
El azúcar es una droga peor que la heroína y la cocaína
porque libera endorfinas en el cerebro y hace
que la persona sienta placer".
MARTHA ROCÍO LÓPEZ, **endocrinóloga**

El azúcar al exilio

La historia de cómo el azúcar llegó a ser
considerada uno de los venenos más peligrosos para
la humanidad se popularizó en los años 70, cuando
un cardiólogo norteamericano, Robert Atkins, se
hizo a la tarea de encontrar una dieta para perder
peso, sin pasar hambre ni privarse de todo lo que le
gustaba comer.

Atkins comenzó la búsqueda entre las más
novedosas investigaciones científicas, y de informe
en informe, halló las hipótesis de Yudkin, un inglés
que aseguraba que la gordura no era la consecuencia
de comer demasiado y gastar pocas energías, sino de
alimentarse de forma equivocada; en concreto, de
consumir azúcares, harinas y otros alimentos ricos
en carbohidratos. Aunque revolucionaria para su
tiempo, esa idea se ajustaba al tipo de comida que
Atkins quería ensayar, porque no le daba
importancia al tamaño de las porciones sino a los
alimentos que se podían consumir. Atkins suspendió
las harinas, los dulces y buena parte de las frutas,
pero comió cuanto quiso en materia de carnes, aves,
pescados, huevos, queso, tocino, jamones,

mantequillas, mayonesas y otras grasosas delicias que cualquier nutricionista le hubiera prohibido. Y el sistema dio resultado. Perdió doce kilos y medio en seis semanas y sin sentir hambre.

Tras percatarse de los beneficios de la dieta en su cuerpo, Atkins buscó unos cuantos osados de la empresa AT&T, donde trabajaba, que decidieran unirse al sueño de perder peso comiendo chicharrones y tocino. El grupo creció y muchas personas notaron, complacidas, que sus gordos disminuían aun cuando la cantidad de grasa en las comidas era la misma de siempre o incluso mayor... La popularidad de Atkins subió, pero a la par con ella también aparecieron unos cuantos especialistas que atacaron su teoría por considerarla peligrosa para la salud.

Bajo el precepto de que los carbohidratos son dañinos para el organismo maduró la llamada dieta de las proteínas y, años después, la dieta antiazúcar, la dieta para los adictos a los carbohidratos y la dieta de La Zona, entre otras.

Antes de explicar en detalle cada una de ellas vale la pena hablar de sus semejanzas, porque en el fondo todas buscan lo mismo: combatir al fatal enemigo, el exceso de insulina en la sangre.

La insulina: amiga y enemiga

El tema que vamos a abordar a continuación es fundamental para entender el principio científico que sirve de base a muchas dietas de moda; sin embargo, es un poco difícil. Le recordará las clases de biología y anatomía del bachillerato y le explicará la relación que existe entre el exceso de peso y algunas hormonas. Pero no se preocupe, con un poco de concentración y buenos recuerdos de sus profesores y sus libros del colegio, todo le resultará muy sencillo y entretenido.

La insulina es una hormona importante porque permite la entrada de los nutrientes en las células. Es algo así como la dueña de las llaves de las células. Garantiza el ingreso del "mercado" a cada una de ellas, es decir, el ingreso de los aminoácidos, las grasas, la glucosa y los micronutrientes. Cuando el organismo no produce insulina, las células se quedan sin quien le abra la puerta al mercado: los nutrientes se acumulan en el torrente sanguíneo y las células se ven en terribles aprietos para sobrevivir por falta de sustento. Bernardo Reyes Leal, endocrinólogo pionero en la lucha antiinsulínica en América del Sur y docente de la carrera de medicina, explica que sin insulina los tejidos comienzan a autodestruirse y se produce el llamado coma ácidocetósico (que ha provocado la muerte a muchos diabéticos).

La liberación de insulina comienza ocho minutos después de la ingestión del primer bocado de comida, pero la cantidad que se libera es siempre distinta y depende del tipo de alimentos que la persona haya consumido. He ahí el meollo del asunto y el sentido de estas dietas.

Dicen los expertos que los alimentos ricos en

azúcares y carbohidratos refinados, como el pan blanco, las pastas, las papas, las arepas y el maíz, elevan de manera indeseable los niveles de insulina en la sangre. De hecho, está demostrado que la cantidad de insulina que se libera ante la presencia de azúcar es muy superior a la que se libera tras el consumo de carne, queso o cualquier otra fuente de proteína.

¿Por qué? Porque todas las formas de azúcar (incluyendo la miel, el azúcar morena, la panela, el chocolate y todos los postres), así como las harinas refinadas, se transforman en un compuesto que se llama glucosa, el cual, a su vez, estimula exageradamente la liberación de insulina.

¿Y por qué es malo que haya mucha insulina libre? ¿Qué tiene eso que ver con la gordura?

Cuando la cantidad de glucosa en la sangre aumenta, y se libera mucha insulina, se genera una doble reacción: una parte de esa glucosa se emplea para producir energía, y la cantidad de glucosa restante se transforma en grasa, específicamente en triglicéridos, que poco a poco conforman cúmulos de grasa, o "gorditos", y abonan el terreno para futuras enfermedades cardiovasculares[*].

---

[*] El doctor Bernardo Reyes Leal afirma que la glucosa proveniente de los carbohidratos no sirve como fuente de energía para el organismo. Le hace daño a la célula porque se transforma en ácido láctico dentro de ella, el cual es expulsado de la célula y luego es transformado en grasa. Todos los carbohidratos que una persona consume, afirma Reyes Leal, se transforman en triglicéridos, y esos triglicéridos son la principal causa de infarto al miocardio.

Las únicas células que necesitan glucosa para alimentarse son las células cerebrales y los glóbulos rojos, pero la glucosa que utilizan no debe provenir del exterior sino que ha de generarse en el hígado humano a partir de las proteínas de origen animal, en un proceso llamado gluconeogénesis. "La entrada de glucosa en las células cerebrales, lo mismo que en ciertas fibras musculares durante el ejercicio, no depende de la presencia de insulina", explica Reyes Leal.

Los aficionados a los postres se preguntarán, indignados, por qué el azúcar genera esa liberación exagerada de insulina. Porque la liberación de insulina es el único recurso que tiene el cuerpo para impedir que se suba el nivel de azúcar en la sangre y, en consecuencia, para evitar un coma diabético. La presencia de glucosa elevada en el torrente sanguíneo se llama hiperglicemia y puede ser mortal.

Cuanta más insulina se libera, más rápidamente bajan los niveles de azúcar en la sangre, porque dicha hormona se encarga de abrir las puertas de muchas células para que la glucosa ingrese a cada una de ellas en lugar de permanecer en el torrente sanguíneo.

H. Leighton Steward y los demás autores del libro *La dieta antiazúcar* dicen al respecto: "Cuanto más alto es el nivel de azúcar en la sangre, se necesita que el páncreas segregue más insulina para que utilice o quite la glucosa y haga regresar a la normalidad el nivel de azúcar. Estamos convencidos de que la hiperinsulinemia, o elevado nivel de insulina en la sangre, es perjudicial y conduce a cambios metabólicos y otros problemas".

Tenga en cuenta que hiperglicemia e hiperinsulinemia no son lo mismo. Hiperglicemia significa tener elevados los niveles de glucosa en la sangre, mientras que hiperinsulinemia equivale a tener elevada la cantidad de insulina en la sangre. No necesariamente una persona con la insulina elevada tiene la glicemia alta.

El razonamiento de Atkins y de los expertos que comparten sus ideas es que si una persona no consume alimentos que se transformen en glucosa, la insulina no se elevará demasiado en el organismo y tampoco se activarán los mecanismos de acopio de grasa. Si no hay insulina elevada, el organismo no almacena grasa en forma de "gorditos" y, por el contrario, desbarata sus bancos de grasa para obtener la energía que necesita para llevar a cabo las funciones vitales.

¿Y cómo lograr que no suba el nivel de insulina? Evitando el consumo exagerado de los alimentos que producen tal efecto: eso significa disminuir o suspender todas las comidas que tarde o temprano se transforman en glucosa.

A partir de este punto los expertos se dividen y la discusión se complica. Algunos creen que el ser humano sólo está físicamente capacitado para digerir proteínas de origen animal, y, por ende, no aprueban el consumo de las frutas o los cereales. Otros consideran que los cereales, como el centeno y el trigo, son beneficiosos siempre y cuando se consuman a manera de harina integral. Algunos aprueban el consumo de grasas animales, otros lo condenan.

Sin embargo, todos tienen un punto en común: el rechazo tajante a los carbohidratos simples como los dulces, las golosinas, las gaseosas convencionales o cualquier producto endulzado con azúcar, panela, miel o melaza.

Glucagón arriba, insulina abajo

A la par con la insulina, en el páncreas se produce una hormona llamada glucagón, u hormona del ayuno. Cuando los niveles de insulina están bajos porque el cuerpo no ha recibido alimento suficiente (por ejemplo en las mañanas antes del desayuno o durante una rutina de ejercicios), se activa la liberación de esta hormona que se encarga de movilizar la grasa almacenada en los gorditos con el fin de transformarla en energía. Esos gorditos no son otra cosa que reservas de combustible (glucosa) que el cuerpo transformó en grasa y luego almacenó para usarla en los momentos de escasez. De este modo, cuando la dieta no aporta la suficiente cantidad de energía, el cuerpo recurre a su alacena de combustible y comienza a degradar la grasa. Una de las protagonistas de este proceso es la hormona glucagón; cuando sus niveles están elevados, eso significa que el cuerpo está transformando la grasa en glucosa para proveerse del combustible que necesita. Por el contrario, cuando una persona ingiere una cucharada de azúcar, el glucagón disminuye en la sangre porque el organismo detecta que la glicemia está elevada y que debe liberar insulina.

El glucagón y la insulina funcionan como un balancín. Cuando el uno está elevado en el torrente sanguíneo, la otra está disminuida. Si hay mucha glucosa circulante, la insulina se eleva y los niveles de glucagón bajan.

La resistencia a la insulina

El exceso de insulina en la sangre es la manifestación de un problema metabólico que se conoce como resistencia a la insulina, el cual, a su vez, es la causa de otras enfermedades como la hipertensión, el infarto al miocardio, las dislipidemias y el ovario androgénico (una enfermedad que altera los ciclos menstruales de la mujer, inhibe la ovulación y puede ocasionar esterilidad).

Para mantener estable su nivel de azúcar en la sangre, una persona con resistencia a la insulina necesita mucha más cantidad de insulina que una persona normal. Si usted desea entender un poco mejor el concepto, piense en las personas que han desarrollado resistencia a un antibiótico por haberlo usado innecesariamente y con demasiada frecuencia.

La resistencia a la insulina puede implicar agotamiento del páncreas y, en consecuencia, mayor riesgo de contraer la famosa diabetes de tipo II. Esto se explica de la siguiente manera: en el páncreas se produce la insulina, y quienes son resistentes a ella logran mantener su glicemia normal a expensas de una mayor secreción de insulina y de obligar al páncreas a trabajar a marchas forzadas; ese exceso de trabajo, en ciertos casos, hace que el páncreas se "agote" y deje de funcionar; en otras palabras, que deje de liberar insulina.

Al páncreas le ocurre lo mismo que a nuestros zapatos favoritos: por el uso y el abuso, se acaban más rápido que otros zapatos.

H. Leighton Steward y los demás autores del libro *La dieta antiazúcar* aseguran que "las comidas ricas en hidratos de carbono anulan la secreción de glucagón. En consecuencia, está ausente el movilizador de la grasa almacenada, pero sí está presente en cantidades considerables la hormona que promueve ese almacenamiento, la insulina".

La dieta de las proteínas: un palacio de colesterol

La dieta de las proteínas, o dieta de Atkins, es una de las más controvertidas y famosas que existen. Permite comer toda clase de carnes, quesos y grasas de origen animal, en raciones generosas, pero prohíbe la mayoría de los hidratos de carbono como los dulces, las harinas y las frutas. Está contraindicada para las personas con enfermedades de los riñones, problemas cardiovasculares y colesterol elevado.

Lo bueno: Es una buena alternativa para los gorditos amantes de la carne y las grasas porque ayuda a reducir peso y medidas.

Lo malo: Es una dieta desequilibrada, que puede descompensar el organismo por carencia de nutrientes. Sus críticos consideran que es muy peligrosa para el organismo y que atenta contra la buena salud.

Lo feo: Es un régimen para toda la vida, que exige cambios definitivos en las costumbres alimenticias. Puede funcionarles a las personas que estén dispuestas a dejar casi por completo las harinas, las frutas y los dulces.

En Colombia y otros países de América Latina la gente llama "dieta de las proteínas" a regímenes como el de Atkins, y otros similares, que buscan acabar con la obesidad mediante el control de los niveles de la insulina en la sangre. Quienes hacen esta dieta pueden comer toda la carne y las grasas saturadas que deseen, pero deben apartarse de los dulces, las frutas, el pan y las pastas; en otras palabras, de todas las harinas, los almidones y las fuentes de azúcar.

Se trata de una dieta básicamente centrada en el consumo de proteínas de origen animal, que restringe por completo los carbohidratos (al menos en la etapa inicial del tratamiento). Aunque suena fácil de hacer y da resultados a corto y mediano plazo, los médicos que la formulan opinan que no es una "dieta de moda" sino un tratamiento personalizado que busca estabilizar el metabolismo de las personas y ayudarles a perder peso. Además, no sirve como régimen transitorio sino de por vida, ya que implica hacer cambios de raíz en los hábitos alimenticios.

Para el endocrinólogo Bernardo Reyes Leal, ningún hidrato de carbono o alimento azucarado es deseable... ni siquiera una hoja de lechuga. La dieta que él recomienda implica eliminar por completo los carbohidratos y reemplazarlos por fuentes de proteína animal como las carnes, el pescado, los huevos, el pollo, el tocino o el queso, entre otros. Reyes Leal tiene 71 años de edad y ha investigado el tema de la resistencia a la insulina desde su época de estudiante de posgrado. Ha publicado sus trabajos en revistas internacionales y hace un par de años presentó una de sus investigaciones ante la Sociedad de Endocrinología a nivel mundial. Asegura que ha practicado el régimen en sí mismo desde hace un poco más de cuatro décadas. "Hace por lo menos 40 años que no me como ni una verdura ni una fruta, y mi salud está mejor que la de muchos de mis alumnos de medicina. Ellos se ven como mis abuelos, no yo como el abuelo de ellos". Afirma, además, que el consumo de azúcar ha sido el responsable del incremento de las enfermedades coronarias en Colombia. Dice que después de la llegada de las gaseosas al país, bastaron sólo dos generaciones para que aumentara de manera alarmante el número de personas con infarto en el Hospital San Juan de Dios. Explica que en 1976 era más o menos exótico recibir personas con infarto, mientras que en 1994 el 28% de las camas estaban ocupadas por este tipo de pacientes.

> Al hacer la dieta de las proteínas usted puede comer todas las carnes, la grasa y los quesos que desee. Pero debe olvidarse de las harinas, los dulces y ciertas frutas.

Él y su discípula Martha Rocío López aseguran que el problema empieza desde la gestación, en el caso de las madres que aumentan más de nueve kilogramos durante el embarazo. Afirman que esos bebés nacen macrosómicos, o con mayor número de células beta en el páncreas (las células beta son las que producen la insulina), y por lo tanto son niños predispuestos a producir más insulina de la que requieren. "A los bebés los corrompen cuando les dan la primera compota de manzana dulce... Con ello, hacen que su cerebro produzca endorfinas que actúan como una droga... El ser humano es carnívoro por naturaleza y no necesita verduras, frutas o azúcar", afirma el doctor Reyes Leal.

Según el endocrinólogo, existen dos razones para limitar la alimentación a las proteínas de origen animal. La primera, que las personas necesitan consumir los aminoácidos esenciales que no producen y sólo se encuentran en dichos alimentos, y la segunda, que el cuerpo no está adaptado para manejar los carbohidratos. Explica que consumir carbohidratos —¡cualquiera de ellos!— acarrea un sobreestímulo para el páncreas, que a largo plazo lo destruye; por si fuera poco, también estimula la formación de los triglicéridos responsables de las dislipidemias y las enfermedades coronarias. Reyes Leal afirma que el organismo es capaz de producir las cantidades de glucosa que necesita a partir de una alimentación basada en proteínas animales, razón por la cual no se deben tomar carbohidratos ni azúcares provenientes del exterior. El proceso de formación de glucosa a partir de proteínas y grasa se llama gluconeogénesis y se realiza en el hígado.

Usted se preguntará... ¿Y qué pasa con las grasas?

De acuerdo con las investigaciones a las que apelan Atkins y otros seguidores de la dieta de las proteínas, las grasas no elevan los niveles de insulina en la sangre y por lo tanto se pueden consumir en abundancia. La doctora Martha Rocío López explica que las grasas de origen animal (como la mantequilla) que el cuerpo no utiliza se eliminan por las heces, el aliento y el sudor. No se acumulan ni causan daño alguno al sistema.

Para los investigadores como ella, las calorías son un concepto mandado a recoger. "El concepto de las calorías se ha revalidado totalmente. Hoy se sabe que una persona puede desayunarse con huevos con jamón, tocino y quesos maduros y no subir un gramo de peso, o comerse un pedazo de papaya y seguir engordando. La papaya contiene azúcar y hace que la insulina se eleve, mientras que los huevos y el tocino no la elevan excesivamente ni promueven la formación de tejido adiposo", explica.

De acuerdo con los principios de Atkins, es posible comer carne, queso o mantequilla sin que el organismo acumule grasa. Pero basta un banano o una pastilla de chocolate para que aumente de forma alarmante la cantidad de insulina en la sangre y se disparen los mecanismos de acopio y formación de triglicéridos.

Los errores de Atkins

Aunque para muchas personas el padre de la dieta de las proteínas es

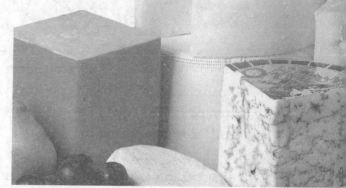

Robert Atkins, ni Bernardo Reyes Leal ni Martha Rocío López creen que sus postulados sean del todo acertados.

"Atkins adaptó para la sociedad norteamericana los conceptos ya conocidos del hiperinsulinismo. Se dedicó a hacer negocio con una idea", asegura Reyes Leal. Para Martha Rocío López, los principios que Atkins enunció en su libro *La revolución dietética del Dr. Atkins* están parcialmente equivocados porque no tienen en cuenta los niveles de sodio y potasio del paciente. Sostiene que la mayoría de las personas tienen desequilibrado el potasio intracelular por consumo excesivo de carbohidratos, lo cual quiere decir que dentro de las células hay menos potasio del que debería existir y que la salida de ese mineral altera el funcionamiento de la célula y puede desencadenar arritmia cardiaca, hipertensión y muerte súbita, entre otras enfermedades. Considera necesario medir los niveles de potasio en la persona y, en caso de que estén por debajo de lo normal, aumentarlos con ayuda de un suplemento.

El otro gran error de Atkins, dice López, consistió en despersonalizar el régimen, es decir, en brindar una dieta común a todos los pacientes sin considerar su historia clínica y familiar y su estilo de vida.

Hablan dos conocedores

Hernando Santos inició el régimen de las proteínas al volver de un viaje a Estados Unidos, donde realizaba unos estudios. "Yo llegué pesando 86 kilos, aun cuando mi peso normal es de 72 a 73 kilos. Decidí hacer esa dieta para perder peso porque me encantan las proteínas, y en cuestión de tres meses logré volver a mi peso normal y además cambié ciertos hábitos alimenticios malos. Esa dieta no les sirve a las personas que no les gusta la proteína; a mí me funcionó porque me encantan los chicharrones, los jamones... pero he oído de algunas personas que no han podido con ella, sencillamente porque 'no les gusta el cadáver'.

> No haga esta dieta por su cuenta. Busque la asesoría de un nutricionista o de un médico endocrinólogo porque de lo contrario su organismo podría descompensarse.

"Yo pienso que la clave para tener éxito con una dieta no radica en la dieta como tal, sino en modificar la forma de comer. Si yo hago cualquier dieta por un tiempo, pero al terminarla vuelvo a comer como antes, no sólo recupero el peso sino que llego a pesar más. Hoy en día, el 70% de mi alimentación diaria son proteínas de origen animal. Las leguminosas, las verduras y las frutas se las dejo a las vaquitas, y yo me como las vaquitas".

Margarita es bacterióloga y vive en Bogotá. Inició la dieta de las proteínas hace cuatro años porque quería bajar unos cuantos kilos antes de quedar embarazada por segunda vez; pesaba 70 kilos y anhelaba volver a los 60 kilos que pesaba antes de casarse. Le pidió consejo a un médico y éste le formuló la dieta de las proteínas, un diurético y una droga para calmar la ansiedad por la comida... ansiedad que ella nunca había padecido. Los resultados iniciales la sorprendieron y la alegraron mucho: perdió 4 kilos en 10 días. A los 15 días de haber comenzado el régimen, su médico le permitió incorporar unos cuantos vegetales y una sola naranja tangelo en las noches. Ahí comenzó su calvario. "Después de esa primera naranja mi organismo se alteró por completo. Me dieron unas ansias terribles de comer, en especial quería chocolates. Me sentía escalofriada y enferma todo el tiempo. Por eso dejé la dieta, volví a comer como antes y además suspendí todos los remedios. La situación se complicó y, por increíble que parezca, aumenté 4 kilos de una noche para otra. Me subí 20 kilos en dos meses... Llegué a pesar 101 kilos y mi metabolismo quedó totalmente alterado.

"Por si fuera poco, después de dejar la droga para controlar las ansias de comer, me dio un síndrome de abstinencia terrible. Sudaba como un caballo, se me inflamó la cara y mi piel se veía de color morado arzobispo. Además me caía en todas partes y la gente que me rodeaba podía oír los latidos de mi corazón sin necesidad de acercar la cabeza a mi pecho. Yo estaba convencida de que me iba a morir y me compré tres seguros de vida", cuenta Margarita. Hoy pesa 95 kilos y su organismo no ha logrado reponerse del daño que le causó la dieta. Todos los carbohidratos la engordan, no pudo quedar embarazada por segunda vez y es una enemiga consagrada de las dietas de moda.

Una dieta de doble filo

El caso de Margarita no es el más exótico ni la excepción a la regla. Por el contrario, es la historia que cuentan muchos de los seguidores de la dieta de las proteínas. Al interior de la comunidad médica existen también decenas de detractores de esta dieta. Hay quienes aseguran que no sólo puede traer problemas de salud, sino que constituye un arma mortal porque mal manejada implica descompensación del organismo, cambios fundamentales en el metabolismo y problemas de corazón y riñones. "Algunos médicos que hacen programas de adelgazamiento con la dieta de las proteínas les suministran potasio a los pacientes y pocas veces tienen en cuenta la cantidad que la persona necesita realmente. Si con ello no logran que baje, entonces le añaden hormonas tiroideas al tratamiento para acelerar el metabolismo y hacerle perder peso a la fuerza. Al final la persona termina con el metabolismo completamente desbaratado y, en casos extremos, con hipertensión arterial y arritmia cardiaca...", asegura Mauricio Palencia, médico homeópata. (Ver recuadro.)

Cuando una alimentación balanceada se limita a un solo grupo de alimentos, el organismo deja de recibir ciertos nutrientes. En el caso concreto de la

Con las hormonas no se juega

Si usted recurre a un médico para hacer un tratamiento de reducción de peso y él le prescribe medicamentos, tenga cuidado antes de tomárselos.

El endocrinólogo Iván Darío Escobar, miembro y ex presidente de la Asociación Colombiana de Endocrinología, asegura que existen galenos poco profesionales que formulan hormonas tiroideas a pacientes que están perfectamente sanos con el fin de acelerarles el metabolismo y hacerles quemar grasa más rápidamente. Estos medicamentos no son inofensivos ni se pueden tomar como pastillas de dulce. La sobredosis de hormona tiroidea acarrea pérdida de masa ósea (osteoporosis), falla cardiaca, problemas coronarios agudos e hipertiroidismo crónico.

Antes de comenzarse a tomar unas pastillas de levotiroxina, diuréticos y otras drogas, usted debe cerciorarse de que en verdad las necesita. Revise con cuidado sus exámenes de sangre y escuche varias opiniones de médicos confiables. Tenga cuidado y recuerde que las drogas mal manejadas pueden ser mucho peores que la obesidad.

dieta de las proteínas, el cuerpo queda desprovisto de muchas vitaminas y minerales y algunos de los principales oligoelementos se desequilibran al interior de la célula. El caso más importante es el del potasio. Éste es un ion, que en asocio con el sodio trabaja a nivel celular para que haya un buen sistema de comunicación eléctrica en el organismo. Gracias a lo que se conoce como la bomba sodio-potasio, los impulsos se transmiten del cerebro a los tejidos y viceversa. Si falta potasio, se altera toda la interconexión eléctrica del cuerpo y la persona puede sufrir desde calambres incómodos hasta una falla cardiaca mortal.

Con las dietas restrictivas, como la dieta de las proteínas, el organismo se deshidrata y esa pérdida de agua acarrea una importante pérdida de potasio... que a su vez altera la interconexión eléctrica de todos los tejidos.

Para muchos endocrinólogos, los suplementos de potasio resuelven el problema. Para otros profesionales, el asunto no se puede tomar a la ligera porque el exceso de potasio puede ser tan peligroso como su carencia. Dicen que si hay más potasio del que se necesita, la bomba sodio-potasio también se modifica y el sistema de interconexión eléctrica entra en caos.

La dieta de las proteínas no sólo es peligrosa por la alteración de los iones sodio-potasio sino porque puede complicarles la vida a las personas que tienen enfermedades renales. El exceso de proteínas en la alimentación implica mucho más trabajo de filtración para los riñones y en particular para las personas que sufren de insuficiencia renal, glomerulonefritis o cualquier otra enfermedad de esta índole.

¿Cómo se hace esta dieta?

Si a usted le fascinan las proteínas de origen animal y cree que un régimen como éste se ajusta a sus gustos, hágalo, pero no olvide asesorarse de un médico confiable para evitar que su metabolismo se descompense.

Hay muchas versiones de la dieta de las proteínas y cada una corresponde al criterio del especialista que la formula. La que se presenta a continuación es la original que expone Atkins en su libro *La revolución dietética del Dr. Atkins,* de 1972.

Atkins distribuyó los alimentos en dos listas: permitidos y no permitidos.

Alimentos permitidos

Carnes, pescados, huevos y aves en la cantidad deseada. Se deben evitar los embutidos como las salchichas o las butifarras, las pechugas de pavo o pollo con rellenos y los enlatados de ostras, almejas, mejillones y pescado al escabeche.

Postres:

Gelatina de dieta.

Bebidas:

Cualquiera que no contenga alcohol ni azúcar. Están permitidas las gaseosas de dieta.

Condimentos:

Cualquiera que no contenga aditivos de azúcar (es preciso revisar las etiquetas).

Ensaladas:

Se pueden consumir dos ensaladas pequeñas al día, con los siguientes ingredientes: acelgas, aguacate, apio, berenjenas, berros, bróculi, calabacines, calabaza, cebollas, coles de Bruselas, coliflor, repollo, pepino, endibias, lechuga, aceitunas verdes, espárragos, espinacas, habichuelas verdes, hojas de alcachofa, nabos, pimentones, tomates, champiñones, pepinos, perejil y rábanos.

Para acompañar o sazonar las ensaladas, Atkins recomienda reemplazar los trozos de pan tostado por miga de chicharrones, queso rayado, huevos duros picados y champiñones salteados. También está permitido consumir mantequilla, aceites, mayonesas y crema de leche.

Entremeses:

Alas y muslos de pollo asados, albóndigas sin aditivos, paté de hígado, camarones con mayonesa, queso duro y maduro de cualquier tipo, salchichas de cóctel, salmón ahumado, sardinas o steak tártaro.

Alimentos no permitidos

Almidón de maíz, arroz, azúcar, papas, bizcochos, buñuelos, salsa de tomate envasada, cereales para el desayuno, condimentos dulces, chicles, dátiles, dulces, espaguetis o cualquier otra forma de pasta, frutas secas, galletas, harina, helados, higos, leche, maíz, mermeladas, miel, yuca, pan, uvas pasas, pasteles, plátanos, yogur con dulce y cualquier variedad de postre elaborado con azúcar, miel, melaza o panela.

Paso a paso, nivel a nivel

La dieta hiperproteica de Atkins propone una serie de pasos para conseguir la pérdida de peso deseada. Son cinco niveles que cada persona debe adelantar conforme logre pequeñas metas. El primer nivel es el más estricto y el quinto es el más laxo y el que se aproxima a la dieta de mantenimiento.

En el primer nivel, que se realiza durante una semana, la persona puede consumir únicamente proteínas de origen animal. Nada de carbohidratos, verduras y, por supuesto, azúcares. Es decir, puede comer todas las carnes, los quesos, los huevos, la mantequilla y la tocineta que quiera, pero debe mantenerse al margen de las ensaladas, la leche, las frutas y demás grupos de alimentos. Según Atkins, en esta primera etapa los hombres deben perder entre 3 y 3.5 kilos y las mujeres deben perder alrededor de 2 kilos.

Para hacer un control del peso y de la evolución del régimen, Atkins no sólo recomienda subirse a la báscula sino tomar las medidas corporales y ver la disminución en centímetros. Además sugiere que se realice una medición de cetonas en la orina (las cetonas son los cuerpos que se generan cuando las células no tienen suficiente glucosa y utilizan sus depósitos de grasa para obtener energía). Esa medición se hace muy fácilmente. Basta con adquirir en una droguería una cinta reactiva para parcial de orina y sumergirla en la orina. Si la franja que corresponde a las cetonas se vuelve morada, significa que se está utilizando la grasa acumulada y que se están reduciendo los "gordos".

> La mayoría de las personas que hacen la dieta de las proteínas necesitan suplementos de potasio.

Para pasar al segundo nivel la persona debe estar segura de que ha perdido peso, ha reducido medidas, no siente hambre y su cinta reactiva es de color morado. Si esas condiciones se cumplen, es preciso añadirle a la dieta de cinco a ocho gramos de carbohidratos. Atkins sugiere 200 g de requesón, bien sea en cucharadas o en un pastel de queso sin azúcar. Si a la persona no le agrada el requesón, puede añadir tres rodajas de tomate o de cebolla a las comidas, o consumir 30 g de nueces crudas. Al terminar la segunda semana, o segundo nivel, las condiciones de pérdida de peso, control del apetito y medidas se deben mantener y, además, la tira reactiva debe seguir de color morado.

El tercer nivel añade otros ocho gramos de carbohidratos, que se pueden consumir a partir de media taza de ensalada diaria, elaborada con los ingredientes permitidos, o a partir de vegetales cocidos a la parrilla o hervidos y aderezados con salsa holandesa. Si a la persona no le gustan los vegetales, puede aumentar la ración de nueces a 50 g.

El cuarto nivel añade a la dieta otros ocho gramos de carbohidratos. Para comenzarlo es preciso que se cumplan las cuatro condiciones anteriores: que el peso siga en franco descenso, que no se sienta hambre, que disminuyan las medidas y que la tira reactiva se vuelva morada. Si todas ellas se cumplen, Atkins ofrece dos nuevas alternativas: ingerir algunas frutas, o beber un vino o un whisky al día. En cuanto a las frutas, recalca que sólo se pueden comer unas pocas a la semana y advierte que son el grupo de alimentos más peligroso de la dieta dado que contienen mucha fructosa (el azúcar de las frutas). Para comenzar, recomienda una porción pequeña de fresas, moras o un poco de melón. Para los amantes de los cítricos, permite el consumo de dos toronjas en la semana; pero si se opta por ellas, hay que prescindir de las demás frutas y del licor.

El quinto nivel permite introducir algunas preparaciones a base de harina de soya y los demás ingredientes anteriores.

A medida que la persona llega a su meta, o cuando menos se acerca a ella (máximo tres kilos por encima), puede iniciar la dieta de mantenimiento. Atkins es categórico al respecto: bajo ninguna circunstancia se pueden volver a incluir azúcar o postres en la vida cotidiana. Algunas harinas y fuentes de fécula pueden ingresar paulatinamente, siempre y cuando no sea de forma copiosa o eso implicará un nuevo aumento de peso. Al respecto, Atkins afirma: "No puedo recomendar que añada dulces con azúcar en ningún punto del régimen. No estoy hablando de añadir un poco de fruta fresca, estoy hablando de no añadir pasteles, galletas, dulces ni cualquiera de los otros postres azucarados. La razón es que los dulces son para la gente que tiene el metabolismo de los carbohidratos alterado lo que el alcohol es para el alcohólico, la heroína para el drogadicto, un paquete de cigarrillos para un ex fumador y Las Vegas para un jugador. Lo mejor que puede hacer es mantenerse alejado de tales dulces. Quizás ocurra que no puede tomar ni una mínima cantidad de los mismos, pues su enfermedad no se lo permitiría".

Para la muestra... unos menús

En el libro *La revolución dietética del Dr. Atkins,* el autor presenta una serie de menús de ejemplo para cada uno de los cinco niveles que integran la dieta. Aquí está una muestra:

Para el primer nivel

Desayuno:

- ✔ Huevos benedictinos con salsa holandesa (fritos en agua, con una loncha de jamón salteada en mantequilla, y rebosados de salsa holandesa; se pasan a la mesa sobre un muffin especial de dieta)
- ✔ Muffins de dieta (preparados a base de huevo, queso y cremor tártaro, sin harina)
- ✔ Consomé, té o café

Almuerzo:

- ✔ Ensalada de pollo con mayonesa y apio
- ✔ Curry de huevos picantes

✔ Una taza de ensalada verde (sin apretar), sazonada con aceite y vinagre

✔ Gaseosa o refresco de dieta, café o té

Comida:

✔ Caldo de carne

✔ Pescado a la plancha con mantequilla y limón

✔ Ensalada fresca de pimentón verde, apio y rábanos, con salsa de queso Roqueford

✔ Gelatina dietética

✔ Gaseosa o refresco de dieta, café o té

Para el segundo nivel

Desayuno:

✔ Tortilla de cebolla con salmón

✔ Muffins de dieta (preparados a base de huevo, queso y cremor tártaro, sin harina), con queso crema

✔ Consomé, té o café

Almuerzo:

✔ Aguacate relleno de carne de cangrejo

✔ Ensalada fresca con aceite y vinagre o aderezo para ensalada César

✔ Una porción de pastel de queso (preparado a base de queso crema, huevos, gelatina sin sabor y edulcorante, sin harina)

✔ Gaseosa o refresco de dieta, café o té

Comida:

- ✔ Parrillada mixta con salsa bearnesa
- ✔ Ensalada
- ✔ Gelatina con crema batida
- ✔ Gaseosa o refresco de dieta, café o té

Para el tercer nivel

Desayuno:

- ✔ Tortilla de salchichón y queso amarillo tipo munster, holandés o gouda
- ✔ Muffins de dieta (preparados a base de huevo, queso y cremor tártaro, sin harina)
- ✔ Consomé, té o café

Almuerzo:

- ✔ Calabacín relleno

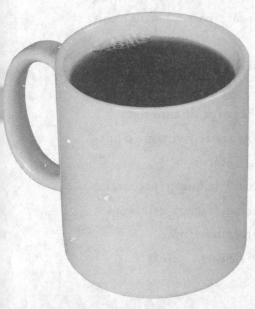

- ✔ Rodajas de tomate con aliño de queso Roqueford
- ✔ Cerveza sin alcohol (un vaso)
- ✔ Café o té

Comida:

- ✔ Sopa vichyssoise (se prepara a base de caldo de pollo, con mantequilla, crema de leche, puerros, cebolleta picada y coliflor hervida)

✔ Pollo a la barbacoa

✔ Ensalada de verduras con aliño cremoso

✔ 3 almendrados (galletas que se preparan con almendras molidas, coco rallado, extracto de vainilla, extracto de almendras, claras de huevo y jarabe de arce endulzado con edulcorante)

✔ Gaseosa o refresco de dieta, café o té

Para el cuarto nivel

Desayuno:

✔ Tostadas a la francesa con mermelada de fresa sin azúcar o con jarabe de arce de dieta

✔ Tocineta ahumada

✔ Consomé, té o café

Almuerzo:

✔ Quiche Lorraine (sin la corteza)

✔ Ensalada César (una taza no muy apretada)

✔ Helado de chocolate batido (endulzado con edulcorante)

✔ Gaseosa o refresco de dieta, café o té

Comida:

✔ Ensalada de pollo sobre una hoja de lechuga

✔ Rollos de carne con champiñones a la parrilla

✔ Ensalada mixta con aliño

✔ Un vaso de vino blanco seco

✔ Pastel de fresas y melón (sin azúcar)

✔ Café o té

Para el quinto nivel

Desayuno:

✔ Media toronja

✔ Huevos revueltos con tocineta

✔ Muffins de dieta (preparados a base de huevo, queso y cremor tártaro, sin harina)

✔ Consomé, té o café

Almuerzo:

✔ Butifarra con chucrut

✔ Requesón con aliño francés (vinagreta a las finas hierbas con estragón, cebolleta y perejil)

✔ Tarta de cerezas (preparada con edulcorante)

✔ Gaseosa o refresco de dieta, café o té

Comida:

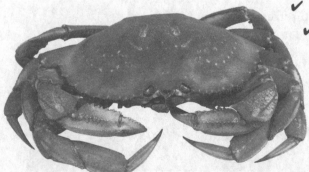

✔ Sopa de huevo

✔ Cangrejo a la cantonesa (mezcla de carne de cangrejo, cebolla y champiñones salteados, a la que se le añade

un poco de caldo de pescado para marinar
y se rebosa con ajonjolí antes de servir)

✔ Media taza de habichuelas con salsa de mantequilla

✔ Pastel de lima (con edulcorante)

✔ Té chino, y si se desea, un vaso de vino seco

Las reglas de la revolución dietética

1. No cuente calorías.

2. Coma cuantas comidas permitidas le sean necesarias para evitar el hambre.

3. No coma cuando no tenga hambre.

4. No crea que tiene que terminar todo lo que hay en el
plato, sólo porque está ahí.

5. Beba cuanta agua y líquidos libres de calorías
requiera para la calmar la sed. No restrinja la cantidad de líquido... pero tampoco es necesario que se
fuerce a tomarlo.

6. Recuerde que son preferibles las comidas pequeñas
y frecuentes.

7. Si siente debilidad a causa de una rápida pérdida de
peso, quizá necesite sal.

8. Tome cada día una píldora multivitamínica extrafuerte.

9. Lea las etiquetas de las bebidas, los jarabes y los
postres de bajo contenido calórico. Sólo le están
permitidos aquéllos que no contienen ni un solo
hidrato de carbono.

La dieta antiazúcar (*Sugar Busters*): de todo... ¡menos azúcar!

Se basa en la idea de que el consumo de azúcar y algunas harinas es culpable del aumento de los triglicéridos en la sangre y de que salgan barriga, "conejos" y demás "gorditos".

Aunque se basa en los mismos principios teóricos de la dieta de Atkins, este régimen permite algunas harinas integrales y ve con muy malos ojos las grasas saturadas.

Lo bueno: Es una dieta balanceada porque permite consumir alimentos de todos los grupos. Puesto que es baja en calorías, promueve una rápida pérdida de peso.

Lo malo: Suspende para toda la vida el azúcar y las harinas refinadas.

Lo feo: Dado que es demasiado baja en calorías, puede descompensar a algunas personas. Quienes la critican aseguran que la pérdida de peso se produce en detrimento del músculo y por reducción del porcentaje de agua corporal, no de la grasa acumulada.

Nueva Orleans cambió su forma de comer y hoy no es sólo el principal destino turístico del estado de Louisiana en Estados Unidos, sino también el epicentro donde se gestó la dieta antiazúcar, conocida en inglés como *Sugar Busters*. Sus creadores son tres médicos nativos de esa ciudad y un ejecutivo: M.C. Bethea, S. Andrews, L. Balart y H. Leighton Steward.

La dieta antiazúcar se basa en los principios teóricos que usted encontró en la introducción de las dietas anticarbohidratos. En otras palabras, se apoya en el concepto de que el exceso de insulina circulante en la sangre promueve muchas enfermedades, entre ellas la obesidad. El consumo de alimentos ricos en azúcar desencadena la liberación de una gran cantidad de insulina, y eso, a la vez, promueve la aparición de triglicéridos e impide que los "gorditos" almacenados se movilicen y luego se empleen como combustible.

> Esta dieta no es recomendable para los atletas y deportistas de alto rendimiento porque no alcanza a suplir sus demandas de glucosa.

Aun cuando esta teoría coincide con la teoría de la dieta de las proteínas, en la dieta antiazúcar no es necesario suspender del todo las harinas. Tampoco se apoya la ingestión indiscriminada de las grasas de origen animal, se acepta el vino en cantidades moderadas y se comparten algunas ideas de la antidieta.

La peor adicción

Los expertos de la dieta antiazúcar dicen que la única forma de mantener un peso adecuado y disminuir los niveles de colesterol y triglicéridos en la sangre es dejar para siempre —¡para siempre!— los alimentos ricos en azúcar. Explican que no valen los términos medios o los pecadillos de vez en cuando. Hay que acabar de raíz esta adicción, eliminando el azúcar definitivamente de la alimentación. Al igual que un alcohólico, el adicto al azúcar está obligado a dejar para siempre esta sustancia que lo daña, y debe evitar las recaídas: basta probarla para sucumbir a la tentación y perder todo el esfuerzo realizado. En la dieta antiazúcar no se puede hacer trampa.

Lo nuevo de esta dieta

El tema de la grasa es fundamental para los amigos de la dieta antiazúcar. Ellos aseguran que el exceso de grasa animal en el organismo no sólo engorda sino que puede ser perjudicial para el corazón. Aprueban el consumo de aceites vegetales, como el de oliva, canola, girasol y cacahuete, pues ayudan a prevenir las enfermedades cardiovasculares, pero rechazan las carnes gordas y los chicharrones, que reemplazan por ingredientes magros, preparados con una mínima cantidad de aceite vegetal. Eso sí, aseguran que es mucho peor la grasa que se forma dentro del cuerpo a raíz del consumo de azúcar que la grasa de cerdo o cualquier otra que provenga del exterior.

Consideran que el azúcar (o la miel, la caña de azúcar o cualquier producto endulzado con alguna de ellas) no sólo estimula la secreción de insulina, sino también la fabricación del peligroso colesterol. De tal modo, explican, una dieta baja en azúcar es el mejor tratamiento para reducir los niveles de colesterol en la sangre.

Esta dieta tampoco recomienda el consumo de carbohidratos refinados, como el pan blanco, las pastas, las papas o el arroz blanco. Sin embargo, permite incluir carbohidratos preparados con cereales integrales como el pan de centeno, el germen de trigo y la avena en hojuelas.

Con respecto a la ingestión de leguminosas, que aprueban, los creadores de la dieta antiazúcar afirman: "Como las proteínas se encuentran tanto en alimentos de origen animal como vegetal, y ninguna de esas dos fuentes suministra todos los aminoácidos que el organismo necesita, es preciso que una dieta sea equilibrada y los contenga de ambas clases".

Recordará usted que algunos endocrinólogos amigos de la dieta de las proteínas rechazaban de plano todos los alimentos con carbohidratos, condenando, por supuesto, el pan, las frutas e incluso algunas verduras. Entonces, ¿a qué se debe que los expertos de la dieta antiazúcar aprueben las frutas y los cereales integrales, que también son fuente de carbohidratos?

> Esta dieta tampoco recomienda el consumo de carbohidratos refinados, como el pan blanco, las pastas, las papas o el arroz blanco. Sin embargo, permite incluir carbohidratos preparados con cereales integrales como el pan de centeno, el germen de trigo y la avena en hojuelas.

La respuesta está en el índice glucémico de los alimentos, o capacidad que tiene cada alimento para elevar los niveles de azúcar en la sangre. Cuanto mayor es el nivel de azúcar en la sangre, mayor es la cantidad de insulina que el páncreas libera.

Cada alimento tiene un índice glucémico distinto. Los alimentos con índices glucémicos moderados y bajos son aceptables, mientras que los alimentos con índices glucémicos altos son peligrosos y deben evitarse. Los expertos de la dieta antiazúcar afirman que consumir alimentos de bajos índices glucémicos mejora el metabolismo del cuerpo y equilibra los niveles de insulina y glucagón (la hormona que ayuda a movilizar los cúmulos de grasa).

Diversas investigaciones han demostrado que los cereales integrales tienen índices glucémicos bajos, dado que para degradarlos se requieren más "etapas" en el tracto digestivo y porque su absorción se realiza lentamente. Dicen los creadores de la dieta: "Cuando un hidrato de carbono es absorbido rápidamente, estimula más la producción de insulina que la misma cantidad, pero absorbida lentamente".

La siguiente lista muestra los índices glucémicos de diversos alimentos. Fue publicada por el doctor David Jenkins en 1981, en el *American Journal of Clinical Nutrition*.

Granos, panes y cereales

Índice glucémico alto

Pan blanco	95
Pan francés	95
Arroz precocido	90
Pretzels blancas	85
Galletas de arroz	80
Maíz	75
Hojuelas de maíz	75
Galletas comunes	75
Croissant	70
Harina de maíz	70
Arroz blanco	70
Tortillas para tacos	70
Harina blanca	70
Mijo	70
Cereales mixtos	65
Galletas de trigo	65
Pasta común	65
Cuscús	60
Arroz basmati	60
Espaguetis blancos	60

Índice glucémico moderado

Pan pita común	55
Levadura de centeno	55
Arroz silvestre	55
Arroz moreno	55
Avena en hojuelas	55
Cereal de arroz	55
Muesli, sin azúcar	55
Pan centeno integral	55
Pan trigo integral	50
Arroz integral	50
Pan de avena y salvado	50
Pastel/torta	45
Trigo en grano	45
Grano de cebada	45
Pasta de cereal integral	45
All bran sin azúcar	45
Espaguetis integrales	40

Índice glucémico bajo

Centeno en grano	35

Hortalizas

Índice glucémico alto

Papas al horno	95
Zanahorias	85
Papas fritas	80
Remolachas	75

Frutas

Índice glucémico alto

Melón	70
Piña	65
Uvas pasas	65
Banano maduro	60

Índice glucémico moderado

Boniato/batata	55
Ñame	50
Guisantes/arvejas	45

Índice glucémico moderado

Mango	50
Kiwi	50
Uva	50
Banano	45
Pera	45
Durazno	40
Ciruela	40
Manzana	40
Naranja	40

Índice glucémico bajo

Fríjoles y lentejas secos	30-40
Habas verdes	40
Garbanzos	35
Soya	15
Vegetales de hoja verde	0-15

Índice glucémico bajo

Albaricoque	30
Toronja	25
Cereza	25
Tomate	15

Lácteos

Índice glucémico alto

Helados	60

Índice glucémico moderado

Yogur con frutas	35
Leche	30 aprox.
Yogur de dieta	15

Miscelánea

Índice glucémico alto

Maltosa (componente de la cerveza)	105
Glucosa	100
Pretzels	80
Miel	75
Azúcar refinado	75
Palomitas de maíz	55

Índice glucémico bajo

Nueces	15-30
Maní	15

¿Qué y cómo comer?

La finalidad de esta dieta es controlar la secreción de insulina, y para lograrlo es fundamental evitar no sólo el azúcar sino todos los alimentos que tienen índices glucémicos elevados. Según sus creadores, "No podemos sobrevivir sin insulina, pero sí podemos vivir mucho mejor con menos cantidad de ella". Así pues, cuanto más controlados estén los niveles de esta hormona en la sangre, mejor es la salud del sistema cardiovascular y el control de la obesidad.

Además de promover el consumo de alimentos de bajo y moderado índice glucémico, la dieta antiazúcar y la antidieta coinciden en cuanto a la forma de comer la fruta. Sus creadores aseguran que las frutas sólo se deben ingerir a manera de tentempiés y no como parte de una comida principal porque se fermentan en el estómago ante la presencia de otros alimentos y causan flatulencia e indigestión. Aunque las frutas tienen un índice glucémico bajo, cuando se comen al tiempo con un carbohidrato, su efecto benéfico sobre la insulina se pierde.

Ambas dietas coinciden además en lo relativo a los líquidos. Recomiendan no beber líquidos durante las comidas porque el agua disuelve los jugos digestivos y ayuda a ablandar los alimentos, evitando que la persona se esfuerce por masticar bien cada bocado. Los líquidos se deben tomar entre las comidas.

Otra recomendación importante es evitar las carnes gordas, porque el exceso de grasa animal está asociado a enfermedades del corazón. Es mejor consumir carnes magras, que aportan la proteína que el organismo necesita sin el peligroso exceso de colesterol que tienen las carnes gordas.

Si a usted le encantan algunos de los alimentos que integran las listas de elevado índice glucémico, los expertos le proponen unos reemplazos, que para ellos son igual de sabrosos:

Alimentos que se deben evitar	Alimentos sustitutos
Papas	Tomates a la parrilla con queso, ñame, champiñones, lentejas o guisantes
Arroz blanco	Arroz integral o moreno
Maíz (incluye palomitas, pan y harina)	Espárragos, calabacín
Zanahorias	Bróculi o apio
Remolacha	Palmitos o alcachofas
Pan blanco	Pan integral, sin azúcar agregado
Productos de pastelería	Helado sin azúcar, yogur sin azúcar
Todos los azúcares refinados	Edulcorantes artificiales y fructosa

A continuación se presentan cinco menús de ejemplo diseñados por los creadores de la dieta antiazúcar.

Primer día

Desayuno:

Zumo de naranja o toronja
Una tajada de pan integral
Leche baja en grasa
Café o té

Almuerzo:

Pollo cocido sobre una tajada de pan
    integral, con lechuga y tomate y una
    capa de mayonesa ligera o mostaza
Bebida dietética

Merienda:

Una manzana

Comida:

Carne magra asada, con
    cebolla
Arroz integral cocido
    en caldo de pollo,
    sin grasa
Habichuelas al vapor
Agua o gaseosa de dieta

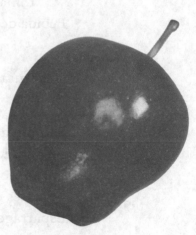

Postre:

Una docena
de nueces

Segundo día

Desayuno:

Zumo de naranja

Una tajada de pan integral untada de
puré de fresas sin azúcar (con
edulcorante)

Leche baja en grasa

Café o té

Almuerzo:

Pan integral, jamón y queso suizo, con
mostaza o mayonesa ligera, lechuga y
tomate

Bebida de dieta

Merienda:

Una fruta (de las permitidas)

Comida:

Salmón a la plancha o a la parrilla,
preparado a fuego lento o al vapor en el
horno, con zumo de limón y eneldo

Tomates con albahaca asados

Espárragos frescos cocidos al vapor

Ensalada de espinaca fresca con
champiñones, aceite de oliva y vinagre

Bebida de dieta

Tercer día

Desayuno:

Media toronja o una naranja

Yogur de dieta con salvado de trigo

Café o té

Almuerzo:

Atún (en agua) con apio picado y
huevo duro picado
(opcional), mezclado
con mayonesa
ligera, sobre
lechuga

Bebida de
dieta

Merienda:

Requesón o
queso
desgrasado, con un
melocotón fresco

Comida:

Champiñones salteados en
aceite de oliva

Pasta de trigo integral, salpicada con queso
parmesano o romano

Guisantes cocidos

Bebida de dieta

Postre:

Una docena de almendras

Cuarto día

Desayuno:

Zumo de naranja o de toronja

Galleta de arroz integral

Café o té

Almuerzo:

Rodajas de pescado asado sobre pan de trigo integral, con mostaza o con una capa de mayonesa ligera y lechuga, encurtidos y aceitunas

Bebida de dieta

Merienda:

Una docena de uvas

Comida:

Pollo a la plancha o al horno, ligeramente pincelado con aceite de oliva y cocinado con tajadas de cebolla y bastones de apio, espolvoreado con sal, pimienta, tomillo y romero

Papas dulces (boniatos) asadas o al horno (se pueden reemplazar por ñame)

Habas cocidas

Bebida de dieta

Quinto día

Desayuno:

> Zumo de naranja o de toronja
>
> Una tajada de pan integral o salvado de avena o de trigo
>
> Leche baja en grasa
>
> Arándanos frescos (se pueden reemplazar por fresas)
>
> Café o té

Almuerzo:

> Pavo sobre pan integral de centeno con mostaza o una capa de mayonesa ligera, lechuga, tomate y bastones de apio
>
> Bebida de dieta

Merienda:

> Una tajada de paté sobre tres galletas integrales

Comida:

> Bistec desgrasado a la plancha
>
> Champiñones salteados en aceite de oliva
>
> Espinacas cocidas
>
> Ensalada de queso mozzarella y tomate maduro, aderezada con vinagre balsámico, ajo, albahaca y un poco de mostaza dijon
>
> Bebida de dieta

Consejos de la dieta antiazúcar

- Masticar bien los alimentos para mejorar la digestión. Beber líquidos sólo entre comidas.

- Preferiblemente, ingerir las frutas como refrigerios o tentempiés, no como acompañamientos, porque se fermentan en el estómago.

- Leer con cuidado las etiquetas de los productos envasados. Si encuentra entre los ingredientes un derivado del azúcar, como la maltodextrina, hay que abstenerse de consumirlos.

- Preferir los panes de grano o semilla entera porque se absorben más lentamente en el estómago y evitan la secreción desmedida de insulina.

- Evitar la cerveza porque contiene maltosa. Se puede reemplazar por vino tinto porque el hollejo de las uvas contiene una variedad de bioflavonoides llamada vitamina P, que sirve para disminuir la adhesividad de las plaquetas y oxigena el colesterol malo, o LDL.

- No comer después de las 8 p.m. debido a que la mayor parte del colesterol se elabora de noche. Comer muy tarde causa indigestión.

- Evitar los fritos y las preparaciones rebosadas con harina. Es preciso reemplazarlas por cocciones a la plancha, al horno o a la parrilla.

La dieta antiazúcar, ¿una dieta hipocalórica?

Después de observar los menús que propone la dieta antiazúcar es imposible pasar por alto el hecho de que son verdaderamente pobres en calorías (cada uno tiene alrededor de 900 Kcal) y coinciden con las preparaciones bajas en grasas y azúcares que recomiendan los nutricionistas. Son menús relativamente balanceados porque permiten alimentos de todos los grupos, lo que su vez genera una duda: ¿Hasta qué punto la dieta antiazúcar es una versión especial de una dieta baja en grasas y azúcares? ¿Sirve porque controla los niveles de insulina en la sangre, o porque disminuye la cantidad de calorías en los menús?

Para una persona que está acostumbrada a comer 3.500 Kcal diarias, esta dieta puede generar malestar y sensación de debilidad porque la reducción en la ingestión de calorías es muy estricta y rápida. Si usted siente que "le da la pálida", debe consultar a un nutricionista o un médico con el fin de adaptar el régimen a su caso.

> La clave para comer a la manera de la dieta antiazúcar está en usar alimentos con bajo índice glucémico, es decir alimentos que no elevan demasiado los niveles de insulina en la sangre.

En un foro de discusión en Internet, Beth Fontenot, crítica del libro *La dieta antiazúcar*, afirma: "Usted probablemente pierde peso con la dieta *Sugar Busters*, pero lo que en realidad pierde es un porcentaje de agua corporal o de masa muscular por falta de carbohidratos. Al restringir la ingestión de carbohidratos, el cuerpo usa el azúcar almacenada (glucógeno) y una gran cantidad de agua. Esto causa una rápida reducción de peso. Si se mantiene la situación, el cuerpo recurre a otra fuente de combustible, las cetonas, que también aumentan la pérdida de agua corporal. Todo esto deja como resultante la pérdida de agua, proteínas y masa muscular... No de grasa".

Fontenot y otros críticos de la dieta antiazúcar consideran que no existen estudios serios ni pruebas comparativas que demuestren sus bondades. No hay, dicen ellos, suficiente evidencia para creer que el control de la insulina sea responsable de la pérdida de peso entre los seguidores del régimen.

Sugar Busters tiene una página en Internet en www.sugarbusters.com y un foro de discusión donde las personas que han ensayado la dieta publican sus comentarios e inquietudes. Esta cartelera de mensajes refleja bien las distintas reacciones que ha producido el régimen y lo que se puede esperar de él. Si usted quiere iniciarlo, no deje de leer los comentarios de quienes ya han vivido la experiencia. Así sabrá si es adecuado para usted y, además, tendrá a quien recurrir en caso de flaquear o de tener dudas.

Algunos comentarios interesantes son los siguientes:

De Misty:
"Éste es mi tercer día con la dieta y me siento muy cansado y somnoliento. No he sido capaz de

hacer nada. ¿Eso es normal? Me la paso sentado o durmiendo y me siento pésimamente".

Gary contesta:

"Éste es mi cuarto día con *Sugar Busters* y también me siento cansado y 'grogui'. Recuerdo haber sentido lo mismo hace un año cuando hice la dieta por primera vez. No me acuerdo cuánto tiempo duró esa sensación".

De Beth:

"Acabo de tener un bebé y me siento muy deprimida por el peso que gané con el embarazo. Estoy pensando ensayar la dieta antiazúcar porque creo que tiene sentido. Sin embargo, me gustaría tener un pequeño incentivo. ¿Podrían contarme cuánto peso han perdido y cuánto tiempo les tomó lograrlo?"

Melanie Gregerman contesta:

"Yo he perdido casi diez kilos en el transcurso de un año. Ahora también estoy haciendo un agresivo programa de ejercicios (*Body-for-life*). Cuando inicié este programa dejé de perder peso pero comencé a reducir de medidas y de talla de ropa (he ganado músculos y perdido grasa). Creo que *Sugar Busters* es un buen plan de alimentación a largo plazo, pero es preciso acompañarlo de un programa de ejercicios para poner el cuerpo en forma después del embarazo".

Phil contesta:

"He perdido 34 $\frac{1}{2}$ kilos en 68 semanas... También hago *Body-for-life*".

Stephanie contesta:

"Yo tengo que bajar muchos kilos pero ya he perdido bastantes gracias a los alimentos de bajo índice glucémico. Comencé la dieta el 1 de febrero de 2000 [el mensaje es del 10 de diciembre de 2000], he perdido 35 kilos y nunca en mi vida me había sentido mejor. Comencé con 123 kilos, ahora peso 88 y mi meta es llegar a 67 kilos".

De JAR1971:

"Normalmente no siento hambre. ¿Estaré haciendo mal la dieta? A pesar de eso intento comer algo 'legal'...Y me pregunto si hacerlo atenta contra la regla que dice que no hay que comer si uno no tiene hambre. ¿Alguien más se ha sentido así?"

Rachel contesta:

"Yo también he sentido eso... Con esta dieta no me da hambre e incluso a veces me olvido de comer. Creo que eso se debe a que nuestros niveles de insulina se han estabilizado por el consumo de proteínas y carbohidratos ricos en fibra. En esta semana, particularmente, he tenido más hambre de lo normal; supongo que mi organismo está compensando los momentos en que comía poco porque no tenía apetito".

La dieta premio: dieta para los adictos a los carbohidratos

Si usted es un glotón, amante de las golosinas y los dulces, ésta puede ser su dieta. Aunque el fundamento científico de la dieta es el mismo del de la dieta de las proteínas, se trata de un régimen bastante más permisivo.

Lo bueno: Durante una hora cada día (ni un minuto más) usted se puede comer lo que quiera, por ejemplo una hamburguesa doble carne con papas a la francesa, malteada de vainilla, pie de manzana y gaseosa no dietética.

Lo malo: Sus creadores dicen que sólo les funciona a las personas que son, fisiológicamente hablando, adictas a los carbohidratos.

Lo feo: No es práctica para quienes llevan una vida social muy activa porque demanda mucha disciplina en las dos comidas con restricción. Esta dieta no admite pecados ni dos o más horas felices por día. De hecho, quienes no la siguen rigurosamente pueden acabar más gordos de lo que estaban antes de empezarla.

"Yo he hecho todas las dietas que existen —la antidieta, la dieta de las proteínas, la dieta Scarsdale, dieta con nutricionista, he tomado drogas para bajar de peso— y con ninguna de ellas había logrado lo que ahora logré: no volverme a engordar. Además, por primera y única vez en la vida he experimentado la sensación de llenura. El éxito de la dieta para los adictos a los carbohidratos radica en que uno puede comer una vez al día lo que quiera, sin restricciones. Es una dieta práctica, fácil y efectiva", asegura Isaac Rosembaum, quien se considera un gran aficionado a la buena mesa y un glotón de tiempo completo. Después de haberlo intentado todo, incluso algunos

> Ésta es la única dieta que le permite consumir todos los dulces, las golosinas y los alimentos grasosos que desee, durante una hora cada día.

tratamientos en clínicas de obesidad en Estados Unidos, no cree que el problema de la gordura se solucione con dietas extrarrápidas, porque a la larga acarrean un nuevo incremento de peso tan pronto como la dieta se termina. Cree que la clave está en adelgazar despacio, para que esa pérdida sea duradera.

"La dieta de las proteínas es muy buena para bajar rápido. Yo la ensayé antes del matrimonio de mi hija y perdí 10 kilos en poco tiempo, pero los recuperé después del matrimonio. Con la dieta premio bajé 20 kilos entre los meses de abril y noviembre, y lo máximo que he aumentado son 3 ó 4 kilos después de las vacaciones, pero son kilos que puedo perder fácilmente con un par de meses de dieta", concluye.

¡De carambola!

La dieta para los adictos a los carbohidratos se le ocurrió a la doctora Rachael F. Heller, por pura casualidad, un día que tuvo que pasar muchas horas sin comer. Éste es un resumen del testimonio que ella publica en su libro *Dieta para los adictos a los hidratos de carbono*:

"Una mañana, me habían dado hora para una radiografía. Siguiendo las instrucciones, no había comido nada la noche anterior. Cuando sonó el teléfono no me había levantado todavía. La que llamaba era una de las radiólogas.

—"Hemos tenido que cambiar su hora —me explicó—. ¿Por qué no viene a las cuatro de la tarde?

Todavía medio dormida, acepté tranquilamente el cambio de hora... Colgué el teléfono. Antes de que hubiera podido siquiera sentir la discreta hambre matutina, entendí de qué se trataba: no podía comer nada hasta después de las cuatro de la tarde... Me acometió el pánico... Me duché y, como de costumbre, me vestí para ir al trabajo. Incluso me pesé por rutina. Pesaba 121 kilos.

"Después me fui al trabajo no sin mirar fugazmente la nevera sin abrir. Mentalmente conté las horas: en total iba a pasar casi 20 horas sin comer. Empecé a ver todo el asunto como un reto personal... Una vez en el trabajo, me sorprendió la rapidez con que se me pasó la mañana... Estaba muy ocupada, y sólo a medias tenía conciencia del movimiento de la gente a mi alrededor. La hora del almuerzo me la pasé trabajando... Con sorpresa, me di cuenta de que no estaba especialmente hambrienta; en realidad, estaba menos hambrienta de lo que me sentía generalmente cuando había tomado un suculento desayuno y después el almuerzo. En ese momento no le di importancia, atribuyéndolo todo a que 'cuando es necesario, soy capaz de hacer casi cualquier cosa'... Pasó la tarde, la cita médica anduvo sin problemas y poco después de las cinco ya había salido de la clínica... Como era hora de cenar, entré en un restaurante cercano, y allí, finalmente, pude comer a gusto: sopa, ensalada, pan con abundante mantequilla, ternera a la parmesana, pasta y café... A la mañana siguiente, al subirme a la balanza vi que pesaba un kilo menos que el día anterior. Era increíble... En mi interior algo me incitaba a intentar comer otra vez de la misma manera. Aparentemente, no había razón alguna para que eso funcionara, pero con probar no perdía nada.

"Podía volver a saltarme el desayuno y el almuerzo, pensé. Además, sabía que podía agasajarme con otra cena sin sentirme culpable, lo mismo que el día anterior... Fue duro, pero valió la pena... El momento del juicio llegó a la mañana siguiente, cuando me subí a la balanza: había bajado otro medio kilo... En las semanas siguientes me adherí al mismo plan básico. El promedio de pérdida de peso se estabilizó entre un kilo y un kilo y medio por semana... Bajé más de 68 kilos, y por primera vez en mi vida alcancé mi peso ideal".

Del experimento a la dieta

A partir de ese primer experimento surgieron la dieta para los adictos a los carbohidratos y el Instituto para los Adictos a los Carbohidratos de Nueva York, dirigido por Rachael F. Heller y Richard F. Heller, los autores del libro y la investigación que lo respalda.

Si usted está preocupado porque cree que con esta dieta sólo podrá comer una vez al día, tranquilícese. Tendrá las tres comidas reglamentarias, aunque sólo en una de ellas podrá comer toda clase de alimentos en las cantidades deseadas.

Esta dieta se basa en el mismo principio de la dieta antiazúcar, es decir, que el exceso de insulina en la sangre es la causa de la obesidad. No obstante, sus creadores aseguran que no es una dieta eficaz para todo el mundo sino sólo para los verdaderos adictos a los hidratos de carbono.

Ser adicto a los carbohidratos significa, palabras más palabras menos, ser resistente a la insulina. (Ver cuadro pág. 121.) Sin embargo, los doctores Heller aseguran que el problema no sólo radica en la cantidad de insulina que el páncreas libera, sino en la conexión de la insulina con otra sustancia, llamada serotonina, que interviene a nivel del cerebro.

La cosa funciona así: después de las comidas el cuerpo libera una cantidad específica de insulina para permitir el acceso de los nutrientes a las células, y esa cantidad de insulina depende de los alimentos que la persona ha consumido; por ejemplo, cuando se trata de proteínas, libera mucha menos cantidad que si se ha ingerido azúcar o algún pastel. En las células hay unos receptores de insulina que son como puertas que se abren para que los nutrientes entren. A medida que las células se apropian de los nutrientes, el nivel de insulina en la sangre también baja y, acto seguido, el cerebro empieza a liberar la serotonina, la sustancia que se encarga de brindar la sensación de saciedad.

Los adictos a los carbohidratos tienen este ciclo alterado. Tan pronto como ingieren alimentos ricos en hidratos de carbono y los comienzan a transformar en glucosa, el páncreas comienza a liberar insulina; sin embargo, no libera la cantidad que se necesita, sino mucha más. Esa carga extra de insulina crea confusión en los receptores de las células e impide que la absorción de la glucosa se realice adecuadamente, y parte de ella queda circulando en el torrente sanguíneo. Como consecuencia de esto, no bajan los niveles de insulina en la sangre y no se libera la serotonina. Por ese motivo los adictos a los carbohidratos están permanentemente insatisfechos y siguen comiendo más y más carbohidratos, que tampoco los llenan.

Los autores del libro aseguran que el patrón insulina-serotonina debe estar dañado para que la dieta resulte. En este sentido, quienes no son "adictos" no lograrán bajar de peso con el plan.

¿Cómo saber si soy adicto?

Los Heller, de acuerdo con las observaciones realizadas en el Instituto para los Adictos a los Carbohidratos, diseñaron un cuestionario que determina el nivel de adicción. Para el doctor Isaac Rosembaum, este test es una falta de respeto hacia la ciencia y una perfecta tontería. Considera que un adicto es aquella persona que no puede dejar los carbohidratos porque le gustan demasiado, y diagnosticarlo no demanda otra cosa que un examen de conciencia y de paladar.

> Para que la dieta funcione, la persona debe ser "adicta" a los hidratos de carbono, adicción que se determina con base en un test diseñado por quienes crearon el régimen.

De acuerdo con la definición que presentan los Heller, la adicción a los carbohidratos es equiparable a lo que los médicos llaman resistencia a la insulina; aunque existen exámenes de laboratorio para detectarla, los autores no hablan de ese tipo de análisis.

Éste es el test que aparece en el libro *Dieta para los adictos a los hidratos de carbono*. Usted debe ser honesto y contestar "sí" o "no" a cada una pregunta.

1. A media tarde me siento cansado o con hambre.

2. Una o dos horas después de haber tomado una comida completa con postre, quiero más postre.

3. Para mí es más difícil controlarme durante el resto del día si tomo un desayuno que contenga hidratos de carbono que si hubiera tomado solamente café o nada.

4. Cuando quiero bajar de peso, me es más fácil no comer durante casi todo el día que tratar de hacer varias comidas dietéticas ligeras.

5. Una vez que empiezo a comer dulces, productos feculentos o bocadillos, casi siempre me cuesta mucho parar.

6. Prefiero una comida ordinaria que incluya postre a una comida digna de un gourmet pero sin postre.

7. Después de terminar una comida, a veces tengo la sensación de que podría volver a empezar y repetirla.

8. Una comida que sea de sólo carne y verdura me deja insatisfecho.

9. Si me siento bajo de ánimo, un trozo de pastel o unas pastas dulces me hacen sentir mejor.

10. Si en la mesa hay patatas, pan, pastas o postre, suelo saltarme la verdura o la ensalada.

11. Tengo una sensación de somnolencia, casi como estar "drogado", después de una comida de pan o patatas con postre, y en cambio me siento con más energía después de haber comido sólo carne con ensalada.

12. Cuando no estoy comiendo, hay veces que ver comer a otras personas me irrita.

13. En ocasiones se me hace difícil irme a dormir sin haberme comido antes un tentempié.

14. A veces me despierto a media noche y no puedo volver a conciliar el sueño si no como algo.

15. A veces, antes de ir a cenar a casa de amigos, me como algo por si acaso se demora la cena.

16. Algunos días pienso que soy un tragón oculto.

17. En un restaurante, casi siempre como demasiado pan, incluso antes de que me sirvan la comida.

Para evaluar su test, sume los valores de cada respuesta afirmativa.

Pregunta	Valor	Pregunta	Valor
1.	4	10.	3
2.	5	11.	4
3.	3	12.	4
4.	4	13.	3
5.	3	14.	3
6.	3	15.	5
7.	5	16.	3
8.	3	17.	2
9.	3		

Puntuación:

21 puntos o menos: adicción dudosa

22 a 30 puntos: adicción leve

31 a 44 puntos: adicción moderada

45 a 60 puntos: adicción grave

Según los Heller, los adictos a los carbohidratos tienen un perfil con las siguientes características: comen aun cuando no tengan hambre, están más ávidos de carbohidratos que de otra clase de alimentos, no se sienten satisfechos después de haber comido y les cuesta trabajo parar de comer golosinas una vez que han comenzado.

Los Heller también consideran que no todos los adictos a los carbohidratos son obesos, ni que todas las personas con exceso de peso son adictas. Cada persona debe averiguarlo. De ello, dicen los autores, depende el éxito de la dieta. "Durante siete años, centenares de personas que han usado la dieta bajo nuestra dirección han comprobado, en ocho de cada diez casos, que es un medio seguro para alcanzar una pérdida de peso estable", explican.

Pese a que es la dieta más benévola en materia de restricciones (es la única que le da vía libre a la glotonería en un determinado momento del día), ha recibido profundas críticas. El doctor Iván Darío Escobar, miembro y ex presidente de la Asociación Colombiana de Endocrinología, opina que no existen estudios contundentes que respalden la afirmación de que la resistencia a la insulina es la causa de la obesidad. Para la comunidad médica no está claro si la resistencia a la insulina genera el exceso de peso o si es el exceso de peso el que desencadena la resistencia a la insulina.

En un artículo publicado en la revista *Time* en noviembre de 1999, Joel Stein asegura que "los Heller no son doctores en medicina aunque posen con batas blancas y se refieran a ellos mismos como la Dra. Rachael Heller y el Dr. Richard Heller. Probablemente se sienten muy orgullosos de sus

Ph.D. y les guste usar ropa de hospital". Reseña, además, que el gran auge de esta dieta comenzó tiempo después de que los Heller se presentaron en el *show* de Oprah Winfrey, una de las más importantes presentadoras de *talk shows* en Estados Unidos, quien además se considera "adicta a los carbohidratos".

Otra de las críticas que se formula a esta dieta es el manejo de los horarios. Es muy difícil planear la vida con anterioridad y llevar una dieta que no admita imprevistos, como una invitación a tomar onces o a cenar. Si usted tiene su hora premio al almuerzo, por ejemplo, pero un buen día lo invitan a cenar y le sirven pasta, escasamente podrá aceptar un par de cucharaditas de queso parmesano o tendrá que salir a la tienda más cercana y comprarse unas tajadas de jamón. Ahora, si toma la vía fácil y come pasta como todos los demás comensales, los resultados en la báscula no serán los deseados y el esfuerzo del régimen se perderá.

> Esta dieta se volvió famosa gracias a la conocida presentadora de televisión Oprah Winfrey, "adicta a los carbohidratos" y fiel seguidora de los doctores Heller, creadores del régimen.

Se dice además que esta dieta puede producir reflujo, distensión del abdomen y muchos gases debido a las irregularidades que se generan en la función del tracto digestivo. Este régimen no le permite al cuerpo acostumbrarse a recibir menos cantidad de alimento porque en cierto momento del día, cuando llega la hora premio, hay una sobrecarga absoluta de viandas y más trabajo del esperado para el estómago; eso genera confusión interna y malestar.

Instrucciones generales

El mayor atractivo de esta dieta es que la restricción sólo está vigente durante 23 de las 24 horas de cada día, lo cual significa que hay 60 minutos de recompensa durante los cuales se puede comer toda clase de alimentos... desde carnes y verduras hasta dulces, papas, arroz y bizcochos. Esa hora puede ser el desayuno, el almuerzo o la comida, según el gusto y los hábitos de cada persona. Para los entusiastas de esta teoría, los Heller brindan una serie de recomendaciones con miras a que el esfuerzo concluya felizmente:

Primero: Dicen que no se debe bajar de peso de manera rápida sino paulatina y constante. Afirman que las dietas rápidas funcionan en un comienzo pero a largo plazo hacen que la persona recupere lo que perdió.

Segundo: Es preciso consumir alimentos pobres en carbohidratos durante dos de las comidas diarias. Un alimento bajo en carbohidratos es el que contiene menos de 4 g de este componente. En otras palabras, dos de las comidas de cada día deben incluir sólo carnes, pescados, huevos, quesos y ciertas verduras.

Esas dos comidas deben ser estables, por ejemplo desayuno y almuerzo, o desayuno y cena, y deben estar compuestas por raciones estándar: de 120 g a 180 g de carne, pescado o pollo, y de 60 g a 90 g de queso. En cuanto a los vegetales, se recomiendan por comida de $1^{1}/_{2}$ a 2 tazas de ensalada fresca o verduras cocidas.

Tercero: Todos los días hay una comida premio en la cual está permitido comer toda clase de alimentos preparados de cualquier forma y en las cantidades deseadas, pero se recomienda que incluya alimentos de todos los grupos y no sólo hidratos de carbono. La comida premio tiene un límite de tiempo: 60 minutos exactos.

Cuarto: Si se quieren consumir bebidas alcohólicas, zumos de frutas o frutas, deben restringirse a la hora premio.

La hora feliz

A la Cenicienta se le terminó el encanto a las doce de la noche y a los seguidores de este régimen una hora después de haber empezado a comer. ¿Por qué? Los creadores de esta dieta tienen una explicación como para no despegarse del reloj.

La liberación de insulina no ocurre toda en un solo momento sino que se produce en dos fases. La primera fase se llama precarga y se inicia unos minutos después de haber ingerido el primer bocado de comida. En ese primer momento el páncreas libera una cantidad fija de insulina, que está condicionada por el consumo previo de hidratos de carbono, es decir por la cantidad de insulina que se liberó en la última comida. La segunda fase de liberación de insulina ocurre entre 75 y 90 minutos después de comer, y depende de la cantidad de carbohidratos que la persona haya ingerido en esa comida. El organismo detecta si la precarga fue suficiente o si debe liberar más hormona. Explican los doctores Heller que si la persona no ha terminado de comer después de una hora, en la segunda fase se libera una cantidad de insulina excesiva y se pierde completamente el esfuerzo realizado; en cambio, si ya ha finalizado de comer, los niveles de insulina permanecen bajos. Al regular la frecuencia y el tiempo de la ingestión, también se controla la cantidad de insulina liberada.

De algún modo, esta dieta engaña al organismo porque le da dos comidas muy bajas en hidratos de carbono, que le hacen liberar poca insulina. Cuando llega la tercera comida, o comida premio, se mantiene baja la liberación y, así, con poca insulina circulante, se forman menos triglicéridos, se acumulan menos "gorditos" y hay mayor utilización de las reservas de lípidos.

La comida premio se debe realizar siempre a la misma hora. Usted escoge la que más le guste, bien sea el desayuno, el almuerzo o la comida. No se puede cambiar conforme se presenten las circunstancias porque se afecta el mecanismo de liberación de insulina y se pierde el efecto. En las dos comidas bajas en carbohidratos se deben preferir las recetas con poca grasa, por ejemplo los alimentos horneados, asados y hervidos. Están rotundamente prohibidas las recetas a base de harina rebosada, como las carnes o los pescados apanados. Son bienvenidos los vegetales, con excepción de los aguacates, las habichuelas, el bróculi, las castañas de agua, los fríjoles, los garbanzos, los guisantes, las arvejas secas, el maíz, las papas, la remolacha, la zanahoria, los tomates y la cebolla (aunque están permitidos sólo medio tomate y dos cucharadas de cebolla, cantidades que no alcanzan a afectar el nivel de insulina).

Los Heller advierten que en el Instituto para los Adictos a los Carbohidratos se ha observado que las personas que escogen la cena como su hora premio tienen más éxito que las personas que optan por el desayuno o el almuerzo.

Menú para adictos

Éstos son cinco menús de ejemplo que presentan Rachael y Richard Heller para los adictos a los hidratos de carbono.

Como notará a continuación, los menús no incluyen tentempiés ni comidas de media mañana o media tarde. En esta dieta están prohibidas las comidas pequeñas (al menos durante el periodo de tiempo que la persona necesite para llegar al peso deseado), debido a que intervienen con los niveles de insulina en la sangre. Si desea bajar mejor, aguante un poco la tentación y espere la llegada de la hora feliz para darse gusto.

Primer día

Desayuno:

Huevos revueltos con tocineta
Café o té

Almuerzo:

Pollo al horno o a la parrilla
Ensalada verde con aderezo (sin azúcar)
Bebida dietética

Comida:

¡Premio! Coma lo que quiera

Segundo día

Desayuno:

Tortilla de queso y cebolla
Salchicha
Café o té

Almuerzo:

Ensalada de atún
Ensalada verde con vinagreta
Bebida dietética

Comida:

¡Premio! Coma lo que quiera

Tercer día

Desayuno:

      Revoltillo de huevos

      Albóndigas de cerdo con poca grasa

      Pepino en rodajas

      Café o té

Almuerzo:

      Ensalada de pollo

      Queso brie o cheddar

      Ensalada mixta

      Bebida dietética

Comida:

      ¡Premio! Coma lo que quiera

Cuarto día

Desayuno:

      Queso fresco

      Rodajas de pepino fresco

      Café o té

Almuerzo:

      Pollo a la paprika

      Apio relleno de queso crema

      Ensalada verde con aderezo (sin azúcar)

      Bebida dietética

Comida:

      ¡Premio! Coma lo que quiera

Quinto día

Desayuno:

Tortilla de jamón y queso
Café o té

Almuerzo:

Salchichas bajas en grasa
Chucrut (col fermentada)
Ensalada verde con aderezo
Bebida dietética

Comida:

¡Premio! Coma lo que quiera

La Zona: para sentirse pleno y verse delgado

La dieta de La Zona es muy rica en proteínas y moderada en carbohidratos y grasas. Fue concebida para hacer que las personas entren en un estado de plenitud total, conocido como La Zona.

Llegar a La Zona no es cuestión de azar sino de alimentación. Su creador considera que una adecuada ingestión de alimentos equilibra los eicosanoides, o superhormonas que "abren" las puertas de La Zona.

Lo bueno: Es una dieta balanceada, que incorpora todo tipo de alimentos y ayuda a perder peso de un modo gradual.

Lo malo: Es difícil de llevar a la práctica porque exige aprender a manejar los alimentos como "bloques de nutrientes" y a consumirlos en las proporciones correctas.

Lo feo: Desmerece por completo la gastronomía pues hace de la comida una especie de remedio que la persona debe tomar con rigor y disciplina.

"En La Zona... la mente se encuentra alerta e increíblemente concentrada. A su vez, el cuerpo es ágil y fuerte, y aparentemente, infatigable. Casi eufórico. No hay distracciones; es como si el tiempo adoptara la graciosa lentitud de un vals".

BARRY SEARS

¿Qué es La Zona?

Eso es lo primero que cualquier persona interesada en bajar de peso se pregunta al encontrarse con el libro *Dieta para entrar en La Zona,* que ha enloquecido a muchas personas obesas y a más de una estrella de Hollywood.

La Zona no se refiere a la sección de tallas pequeñas de un almacén de ropa, ni a la zona de nudistas de una playa francesa. La Zona es un término que usan frecuentemente los deportistas para describir un momento de total concentración y rendimiento físico. Entrar en La Zona es lograr que todos los órganos del cuerpo se sincronicen y trabajen con el éxito y la precisión de un reloj suizo. Pero La Zona no es un estado permanente ni una situación que se pueda prolongar indefinidamente. De hecho, cuando alguien está en La Zona, lo dice con la satisfacción de quien se ha ganado un premio. Para los no deportistas, entrar en La Zona equivaldría a hacer bien su trabajo, ser más diligente que nunca, tener suerte y astucia en los negocios y sentirse como en un día de suerte.

Barry Sears, el creador de la dieta, encontró una frase de Pelé para describir La Zona (cabe aclarar que el testimonio del jugador no pretendía hacer referencia a La Zona): "Me sentía capaz de correr todo el día, de esquivar a cualquiera del otro equipo o a todos ellos, me sentía casi como si pudiera atravesarlos físicamente. Tenía la sensación de que no podía hacerme daño"[1].

La dieta para entrar en La Zona promete mucho más que adelgazamiento. Asegura que cualquier mortal, incluso aquél que no hace deporte, puede entrar en ese estado de privilegio físico y mental. Sostiene que con una adecuada combinación y dosificación (literalmente hablando) de los alimentos, es posible llegar a La Zona y mantenerse en ella de por vida.

Si lo que a usted le interesa es perder peso, no se preocupe: Barry Sears le garantiza que ése es uno de los beneficios que La Zona le dará por añadidura.

> "La Zona" es un término que utilizan los deportistas para señalar los momentos de total concentración y rendimiento físico.

Explica el autor que las personas obesas tienen conductas alimenticias que no sólo las hacen engordar sino que también generan problemas de salud y las alejan de La Zona. Al iniciar un plan de adelgazamiento favorable a La Zona, el cuerpo aprende a vivir mejor y logra volver a su peso adecuado. El adelgazamiento, explica Barry Sears, es uno de los tantos premios que les

---

[1] Barry Sears tomó esta frase del libro *Mi vida y el hermoso juego,* de Pelé.

otorga la dieta a quienes pueden hacerla y mantenerse en ella.

¿Y de dónde sacó Sears su teoría?

La historia se asemeja a la del superhéroe americano. Probablemente usted recuerde a este gringo que un día, por casualidad, recibió del cielo un traje rojo de superhéroe que le cambió la vida. Barry Sears no recibió un vestido supersónico pero se encontró con la investigación que les mereció el premio Nobel de fisiología y medicina en 1982 a los doctores Bergstrom, Samuelsson y Vane, acerca de la influencia de la aspirina en unas sustancias corporales llamadas eicosanoides.

Así como el superhéroe americano descubrió que su traje rojo le servía para todo, Sears concluyó que el manejo adecuado de los eicosanoides era la clave para acabar con una gran cantidad de enfermedades, entre ellas la obesidad, la diabetes y los infartos; por si fuera poco, gracias a los eicosanoides halló el camino directo a La Zona.

Los eicosanoides: por encima del bien y del mal

Los eicosanoides, dice Barry Sears, son las superhormonas que controlan a las hormonas de nuestro cuerpo e intervienen en decenas de funciones fisiológicas. Participan en el sistema cardiovascular e inmunitario y también en los mecanismos que rigen la cantidad de grasa que se acumula en el cuerpo. A pesar de su protagonismo, los eicosanoides son sumamente complejos y casi invisibles; actúan a nivel de cada célula del cuerpo ejerciendo el papel de reguladores. Tienen un ciclo de vida corto, es decir que aparecen, hacen su tarea e inmediatamente después se destruyen, de ahí que para la comunidad científica haya sido un poco difícil seguirles la pista y trabajar con ellos (aunque fueron descubiertos en los años 30, sólo se comenzaron a investigar en la década de los 70).

Para Barry Sears, el equilibrio de los eicosanoides significa salud y su desequilibrio significa enfermedad. Los eicosanoides forman pares, es decir que funcionan de la misma manera que la insulina y el glucagón: mientras el uno activa una función, el otro la inhibe; forman parejas que producen reacciones inversas a nivel celular y es el equilibrio entre ellas lo que garantiza el óptimo funcionamiento del cuerpo.

Barry Sears habla de que existen eicosanoides "buenos" y "malos", dependiendo de la función que promuevan o controlen. Algunos, por ejemplo, funcionan como antiinflamatorios, otros, como agentes que producen inflamación; unos producen vasoconstricción, otros vasodilatación, etc.

El equilibrio de esos eicosanoides, dice Barry Sears, se puede lograr a partir de una dieta que contemple una ingestión adecuada de grasas, proteínas y carbohidratos.

Pero... ¿sabe usted a dónde conduce todo este rebuscado asunto? Al ya conocido problema del exceso de insulina en la sangre que explicamos anteriormente. El creador de la dieta de La Zona asegura que los regímenes sobrecargados de carbohidratos aumentan demasiado los niveles de insulina en la sangre y eso promueve la formación de los eicosanoides malos. Y cuanto más dispareja es la proporción entre eicosanoides buenos y malos, mayor es el riesgo de contraer enfermedades, de engordarse, de sacar barriga, y más difícil es alcanzar el estado de máxima eficiencia metabólica, es decir, entrar en La Zona.

Por el contrario, cuando hay una buena ingestión y combinación de los alimentos, los niveles de insulina en la sangre permanecen bajos y la formación de eicosanoides malos se mantiene a raya. Barry Sears opina que al controlar la producción de eicosanoides malos sube la producción de eicosanoides buenos, el cuerpo experimenta bienestar, pierde peso e ingresa en La Zona.

Borrón y cuenta nueva

Para Barry Sears las recomendaciones dietéticas de las asociaciones internacionales tienen buenas intenciones pero están dramáticamente equivocadas. Alrededor de la alimentación, considera el creador de dieta de La Zona, se han tejido una gran cantidad de equívocos y de falsos conceptos. En términos generales estima que:

—Comer grasa no engorda a la gente. Por el contrario, la grasa es un nutriente fundamental para la formación de los eicosanoides y de otras hormonas. Recomienda, sin embargo que la ingestión de grasa provenga de aceites vegetales porque la grasa saturada de la carne aumenta los niveles de insulina y, por ende, la cantidad de eicosanoides malos.

Dice Sears: "En una dieta favorable a La Zona se usa grasa para perder grasa".

—Las dietas de restricción de calorías no funcionan porque están compuestas mayoritariamente por carbohidratos. No se trata de que las personas obesas no tengan la fuerza de voluntad que se requiere para "cerrar la boca" y perder peso, sino que comen en las proporciones equivocadas.

—"Al ganado se lo engorda alimentándolo con montones y montones de cereal bajo en grasa. ¿Cómo se engorda a los seres humanos? De la misma manera: dándoles montones y montones de cereal bajo en grasa", explica Barry Sears. Para él, la causa del incremento de la obesidad en países como Estados Unidos es el exceso de carbohidratos en la alimentación y no la ingestión de grasas. Para poner un ejemplo, habla de los resultados de un estudio del Instituto Nacional de Salud, que muestra cómo el peso promedio de los jóvenes norteamericanos ha aumentado 4.5 kilos en los últimos 7 años, aun cuando durante este periodo la gente se ha preocupado por reducir al máximo las grasas y comprar víveres *light*. Sears cree que al reducir la cantidad de hidratos de carbono en la dieta es más fácil perder peso y caminar en dirección a La Zona. Explica lo siguiente: "Un exceso de carbohidratos significa demasiada insulina, y un exceso de insulina nos saca de La Zona. Y fuera de La Zona, uno empieza a acumular un exceso de grasa corporal y no puede librarse de ella".

A vender la idea

Una dieta como La Zona, difícil de entender porque se basa en principios tan complejos como los eicosanoides y las hormonas, necesita más que fórmulas y nombres complicados para ganar adeptos. Por eso Barry Sears expone a los lectores de su libro y a quienes oyen en sus conferencias sus experiencias con la dieta favorable a La Zona, las experiencias de los miembros del equipo de natación de la Universidad de Stanford en los Juegos Olímpicos de Barcelona y las de un grupo de jugadores profesionales de rugby y baloncesto en un campo de entrenamiento ultraintensivo.

Cuenta Sears que se interesó por los eicosanoides a raíz de los mortales antecedentes de enfermedad cardiaca entre sus parientes cercanos. Sus tíos murieron antes de cumplir 50 años de edad y su padre falleció a los 53 años, todos de enfermedades coronarias. Preocupado por su suerte, hizo su tesis doctoral de bioquímica sobre la estructura molecular de los lípidos. Luego trabajó en una investigación sobre enfermedades del corazón y lípidos en la Escuela de Medicina de la Universidad de Boston, pero a pesar de su esfuerzo no halló una solución concreta, y en 1984 le diagnosticaron arritmia cardiaca.

La luz al final del túnel pareció llegar con la investigación sobre los eicosanoides y la aspirina en 1982. A partir de entonces Barry Sears creyó haber encontrado la mejor estrategia para combatir su genética: consideró que al mantener en equilibrio los eicosanoides, lograría un óptimo desempeño de sus funciones orgánicas y particularmente de su corazón.

> No existen menús estándar en la dieta de La Zona. Cada persona, de acuerdo con su peso y su actividad física, debe diseñar los suyos.

Inventó una nueva teoría de distribución de los macronutrientes (proteínas, carbohidratos y grasas) y la puso en práctica en él mismo y en los deportistas de los equipos de rugby, natación y baloncesto. Tuvo éxito, los deportistas rindieron mejor y así nació la dieta favorable a La Zona.

En el equipo de rugby los jugadores mejoraron su potencia, su capacidad cardiovascular y su velocidad. Ganaron más de 5 kilos de peso pero disminuyeron 2.2 kilos de grasa corporal; dicho de otra forma, ganaron 7.5 kilos de masa muscular. Por su parte, los nadadores de la Universidad de Stanford lograron vencer al equipo de la Universidad de Texas, que durante tres años consecutivos había ostentado el título de Campeón Universitario de Natación, y seis de sus integrantes fueron admitidos en el equipo de Estados Unidos para participar en los Juegos Olímpicos de Barcelona, donde obtuvieron ocho medallas de oro: tres en competencias individuales y cinco en carreras de relevos.

Aun cuando los hechos confirman que la dieta favorable a La Zona es una herramienta útil para mejorar el desempeño de los atletas, el método que utiliza Sears para conseguirlo es poco menos que curioso: "Me he pasado los últimos cuatro años estudiando esa idea y poniéndola a prueba en algunos de los mejores atletas del mundo. Estos atletas se han convertido, de hecho, en laboratorios vivientes".

Según esto, una dieta favorable a La Zona ayuda a contrarrestar enfermedades y a mejorar el desempeño físico de los deportistas de alto rendimiento. No obstante, muchos médicos y miembros de la comunidad científica permanecen escépticos sencillamente porque el método de los "laboratorios vivientes" no es serio, valedero ni riguroso. Dice Joel Stein, autor de un artículo publicado en la revista *Time,* que incluso hay quienes se refieren a Barry Sears como un charlatán[2].

---

[2] "The Low-Carb Diet Craze", *Time,* noviembre de 1999, Vol. 154, N° 18.

En materia

Para hacer una dieta favorable a La Zona hay que seguir una serie de reglas.

Barry Sears dice que entrar en La Zona es difícil, pero salirse es facilísimo y cualquier detalle que se pase por alto puede acarrear una lamentable pérdida del esfuerzo realizado.

Las reglas básicas de La Zona son ocho, aunque hay una superley que resume el espíritu del régimen: los alimentos se deben ingerir con el mismo rigor con que se toma un medicamento. Hemos oído que las medicinas se deben tomar en cantidades exactas y con una frecuencia específica para que siempre haya concentraciones precisas de la droga en el torrente sanguíneo. La idea de la dieta favorable a La Zona consiste en controlar las tasas de ingreso de los macronutrientes para así mantener nivelados los eicosanoides.

En primer lugar, hay que olvidarse del hecho de que una dieta saludable está compuesta por 70% de alimentos ricos en carbohidratos, 15% de proteínas y 15% de grasas.

La proporción para entrar en La Zona es 40% de carbohidratos, 30% de proteínas y otro 30% de grasas. Es decir que por cada 4 gramos de hidratos de carbono se deben ingerir 3 gramos de proteínas y 3 gramos de grasas. Pero eso no significa que usted se sirva un poco más de carne y menos arroz y ensalada... Es más complicado.

Cada persona tiene necesidades especiales de proteínas que están dadas por su peso, su actividad física y el porcentaje de masa muscular magra que tiene su organismo. Por eso, antes de hablar de dietas o de alimentos permitidos y prohibidos, lo esencial en La Zona es conocer cuál es el porcentaje de proteínas que cada persona requiere.

Para hacer el cálculo hay que multiplicar la masa corporal magra de la persona por el factor de actividad física que realiza. (Ver recuadro.)

Para conocer su porcentaje de masa magra en el cuerpo, usted puede pedirle a su entrenador, a su médico del deporte o a su nutricionista que le ayude a calcularlo con un adipómetro o una báscula especial. Luego multiplique ese valor por su factor de actividad física y sabrá cuántos gramos de proteínas debe consumir al día.

Ésta es la fórmula:

> Necesidades diarias de proteínas =
> Masa magra (en k) × Factor de actividad física

Si su entrenador le dice, por ejemplo, que su masa magra pesa 44 k, usted debe multiplicar esa

Factores de actividad física

Estos valores fueron tomados del libro *Dieta para entrar en La Zona:*

Actividad	Exigencias proteicas
Sedentaria	1.10
Ligera (caminar)	1.32
Moderada (30 minutos día, 3 veces a la semana)	1.54
Activa (1 hora por día, 5 veces a la semana)	1.76
Muy activa (2 horas por día, 5 veces a la semana)	1.98
Entrenamiento pesado (ejercitación 2 veces diarias, 5 días a la semana)	2.20

cifra por su factor de actividad física, de acuerdo con los valores de la tabla (ver recuadro). Digamos que es una persona sedentaria, entonces debe multiplicar 44 k × 1.1 (el valor correspondiente a las personas sedentarias).

Necesidades diarias de proteínas = 44 k × 1.1
Es decir, 48.4 g.
Eso significa que cada día debe consumir 48.4 g de proteínas.

Ahora bien, según este régimen no se puede comer toda la proteína que necesita en una sola sentada, por ejemplo con un churrasco gigante y queso a la parrilla. Las proteínas deben distribuirse a lo largo del día para que no se incremente el nivel de insulina en la sangre. "Recuerda que por más que la proteína estimule en primer término el glucagón, también tiene un efecto sobre la insulina. Tomar un exceso de proteína en una comida incrementará los niveles de insulina y empezará a sacarte de La Zona", sostiene Barry Sears.

Una dieta favorable a La Zona distribuye los alimentos en bloques y proporciona cinco comidas diarias: tres grandes y dos refrigerios.

Cada bloque de proteínas contiene 7 g, luego la cantidad de bloques de proteínas que una persona necesita depende de los resultados que haya obtenido al analizar sus requerimientos en relación con su masa muscular magra.

Ésta es la fórmula:

¿Cuántos bloques de proteínas debo comer?

$$\frac{\text{Necesidades de proteínas}}{7}$$

Tomando el caso anterior:

¿Cuántos bloques de proteínas debo comer?

$$\frac{48.4}{7}$$

Es decir, 7 (aproximadamente).

Esos siete bloques se deben distribuir en tres dosis grandes y dos pequeñas. Una alternativa sería:

Desayuno:	1 bloque de proteínas
Almuerzo:	2 bloques de proteínas
Refrigerio:	1 bloque de proteínas
Comida:	2 bloques de proteínas
Antes de dormir:	1 bloque de proteínas
TOTAL	7 bloques de proteínas

Barry Sears asegura que comerse un bocadillo antes de irse a dormir es fundamental para que el organismo no se vea sometido a un ayuno largo. En una dieta favorable a La Zona jamás deben pasar más de cinco horas de ayuno.

Una vez que han sido definidas las cantidades de proteínas, es muy fácil equilibrar la cantidad de grasas y carbohidratos; simplemente hay que agregar igual número de bloques de éstos en cada comida, de manera que se consuma la misma cantidad de bloques de proteínas, de carbohidratos y de grasas.

En el caso anterior, un plan de alimentación para un día estaría distribuido así:

Desayuno:

    1 bloque de proteínas
    1 bloque de carbohidratos
    1 bloque de grasas

Almuerzo:

    2 bloques de proteínas
    2 bloques de carbohidratos
    2 bloques de grasas

Refrigerio:

> 1 bloque de proteínas
> 1 bloque de carbohidratos
> 1 bloque de grasas

Comida:

> 2 bloques de proteínas
> 2 bloques de carbohidratos
> 2 bloques de grasas

Antes de dormir:

> 1 bloque de proteínas
> 1 bloque de carbohidratos
> 1 bloque de grasas

Si sus necesidades de proteínas arrojan tres bloques de proteínas por cada comida, recuerde que debe agregar tres bloques de carbohidratos y tres de grasas. Si son cuatro bloques de proteínas por cada comida, deberá agregar cuatro bloques de carbohidratos y cuatro de grasas, etc. Usted se preguntará: Si para entrar en La Zona uno debe consumir 40% de carbohidratos, 30% de proteínas y 30% de grasas, ¿por qué debe equilibrar el menú utilizando la misma cantidad de bloques de cada uno? Porque los bloques de carbohidratos contienen nueve gramos de este nutriente, mientras que los bloques de proteínas y de grasas tienen sólo siete gramos cada uno.

Los bloques

Barry Sears incluye tablas de bloques de proteínas, hidratos de carbono y grasas. Éstos son algunos:

Bloques de proteínas

30 g de pechuga de pollo sin piel
30 g de pechuga de pavo
30 g de cerdo magro
30 g de cordero magro
45 g de bacalao
30 g de atún
45 g de salmón
45 g de camarones
2 claras de huevo
85 g de tofu
115 g de proteínas en polvo
60 g de requesón bajo en grasa

Bloques de hidratos de carbono

Favorables

1 taza de espárragos cocidos
1 taza de bróculi cocido (2 tazas de bróculi crudo)
$^1/_4$ de taza de lentejas o fríjoles cocidos
1 taza de habichuelas cocidas
1 taza de calabacines cocidos
1 tomate grande
4 tazas de espinaca cruda
3 tazas de pepino en rodajas
2 tazas de apio

1 taza de pimentón verde

$^1/_2$ manzana mediana

$^1/_2$ naranja

7 cerezas

3 albaricoques

$^1/_2$ nectarina grande

1 taza de fresas

$^1/_2$ taza de piña en cubos

1 melocotón

$^1/_2$ toronja mediana

9 uvas

1 kiwi

$^1/_4$ de melón

1 ciruela mediana

1 mandarina

$^1/_2$ taza de arándanos

Desfavorables (pero permitidos)

$^1/_2$ taza de arroz integral

$^1/_4$ de taza de pasta

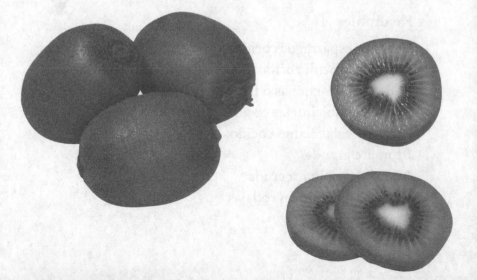

$^{1}/_{2}$ taza de papaya

$^{1}/_{2}$ taza de mango

$^{1}/_{2}$ banano

15 g de cereales para el desayuno

$^{1}/_{2}$ tajada de pan

$^{1}/_{4}$ muffin

$^{1}/_{2}$ tortilla de harina de 15 cm

2 zanahorias

Bloques de grasas

3 aceitunas

1 cucharadita de mayonesa dietética

$^{1}/_{3}$ de cucharadita de aceite de oliva

1 nuez de macadamia

$^{1}/_{2}$ cucharadita de mantequilla de maní

Refrigerios favorables a La Zona

$^{1}/_{4}$ taza de requesón semidescremado hecho en casa, con media fruta

120 g de yogur natural semidescremado sin adiciones de fruta

180 g de leche semidescremada

Si quiere más ejemplos de bloques, puede consultar www.zoneperfect.com en Internet. Este sitio web además le brinda una gran cantidad de recetas favorables a La Zona.

Resulta obvio que esta dieta es personalizada y depende del número de bloques de macronutrientes que cada persona requiera. Por eso no hay menús estándar para la población, sino que cada persona debe elaborar el suyo.

¿Será tan buena La Zona?

Para Barry Sears hay una serie de alimentos que es preciso sacar de la dieta porque son ricos en ácido araquidónico, el "villano de la película", que sirve de materia prima para la elaboración de la gran mayoría de los eicosanoides malos. Ellos son: la yema de huevo, las vísceras y la carne roja.

El autor recomienda que todas las fuentes de grasa sean de origen vegetal, es decir aceites monoinsaturados, como el de oliva. En materia de hidratos de carbono prefiere los que tienen un bajo índice glicémico, o sea los que no elevan demasiado la carga de insulina en el torrente sanguíneo.

En determinadas secciones de su libro, Barry Sears ataca las dietas que hacen recuento de calorías. Sin embargo, él también hace este tipo de conteos en su régimen: en la dieta favorable a La Zona una comida principal nunca debe superar 500 calorías ni un refrigerio debe superar 100 calorías.

> "En una dieta favorable a La Zona se usa grasa para perder grasa".
> BARRY SEARS

Entre el grupo de las dietas famosas, La Zona es la más exigente en materia de rigor, pesos y medidas, combinación de alimentos y cambio de hábitos. No en vano sus creadores implementaron un servicio de comida favorable a La Zona a domicilio que alimenta a más de 120 personas en Los Ángeles y a más de 1.200 personas en Nueva York. Eficaz o no, éste es un régimen complicado de seguir y de adoptar de por vida, no sólo porque exige eliminar un determinado grupo de alimentos sino adoptar hábitos tales como tomar refrigerios antes de dormir y sacarles la yema a los huevos.

La comida no es un remedio

Al margen de que sea buena para la salud, de que en realidad constituya la puerta de entrada al eufórico estado de La Zona o de que existan los eicosanoides buenos y malos, esta dieta tiene un defecto portentoso, particularmente para los amantes de la gastronomía: no considera los alimentos como una magnífica fuente de placer, sino como un fármaco, un simple remedio.

Barry Sears puede ser un excelente consejero nutricional para un grupo de deportistas o de personas que piensan en la comida como en un combustible que las hace rendir más, pero no para las personas que comen por gusto y que de hecho están obesas porque les encanta degustar nuevos sabores, sucumbir ante el aroma de una buena salsa o deleitarse con las texturas de un mousse. Si ése es

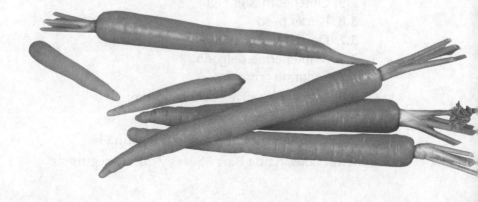

su caso, estará de acuerdo con que es imposible hablar de los alimentos en términos de dosis, como si se tratara de antiácidos o pastillas para el dolor de cabeza. No hace falta ser chef para entender que ni siquiera los eicosanoides desequilibrados son una buena razón para transformar el arte culinario en una rama más de la farmacología.

Si entrar en La Zona implica referirse a un medallón de solomillo a la plancha como a un peligroso arsenal de ácido araquidónico, muchos aspirantes a La Zona preferirán quedarse afuera. ¿O no?

En su sitio web, Barry Sears incluye muchos testimonios de personas que han hecho de La Zona un estilo de vida y también presenta una encuesta realizada entre 435 usuarios de la dieta en Estados Unidos. La Zona pasó el examen... ¡pero raspando!

Aquí están algunos de los resultados:

A la afirmación "Creo que la dieta favorable a La Zona ha sido útil para", la mayoría respondió:

(0 = terrible / 5 = excelente)

3.9: Obtener más energía
3.8: Perder peso
3.7: Dormir mejor
3.3: Mantenerme delgado
3.2: Sentirme cómodo
3.0: Mejorar los niveles de colesterol

De cualquier modo, si a usted le llama la atención la teoría de Barry Sears y quiere seguir su dieta, no dude en hacerlo. Probablemente logrará bajar de peso y entrar en La Zona, sin poner en peligro su salud, porque es una dieta balanceada que combina toda clase de nutrientes.

La dieta Scarsdale:
7 kilos menos en 2 semanas

Esta dieta invadió al mundo en los años 70. Nació en el consultorio de un médico norteamericano, Herman Tarnower, y se volvió famosa porque dio buenos y rápidos resultados.

La dieta Scarsdale formula una serie de menús estrictos que el interesado debe seguir al pie de la letra durante dos semanas. Pasado ese tiempo debe continuar con el "programa para mantenerse delgado toda la vida", también diseñado por Tarnower.

Lo bueno: Garantiza una rápida pérdida de peso.

Lo malo: Puede generar descompensación en las personas que no tienen un gran exceso de peso porque es demasiado baja en calorías. Sus críticos afirman que con esta dieta no sólo se pierde grasa sino también masa muscular y agua.

Lo feo: Es difícil de llevar a cabo porque sus menús son demasiado estrictos.

Sí. Esta dieta, que fue diseñada hace más de dos décadas por el cardiólogo norteamericano Herman Tarnower, asegura que es posible perder 7 kilos en 14 días, es decir, medio kilo diario, con sólo seguir una serie de normas estrictas y unos menús concretos e inmodificables.

El nombre de la dieta no tiene que ver con medicamentos novedosos o con alguna excentricidad del creador; se deriva de la localidad donde éste tiene su clínica, en Scarsdale (Nueva York).

La dieta Scarsdale nació en la mente de Tarnower, creció en su consulta y se multiplicó como un camino de pólvora por todos los rincones del mundo. Dice Tarnower que su dieta corrió de boca en boca, y luego de revista en revista, por una sencilla razón: da resultado, funciona. Sus pacientes lograron bajar de peso rápidamente y a raíz de eso corrieron la voz entre sus conocidos y ellos a su vez les contaron a otros amigos y familiares.

> La dieta Scarsdale no es recomendable para los pacientes con diabetes severa, los alcohólicos o las mujeres embarazadas.

A diferencia de la mayoría de los creadores de otras dietas, Tarnower nunca fue un tipo gordo. Sin embargo, el hecho de lidiar todos los días con la obesidad de sus pacientes y con las varias enfermedades derivadas de ella lo hizo investigar el asunto y crear una dieta infalible, capaz de controlar el exceso de peso de una vez por todas, aun entre los gorditos que ya lo habían intentado todo.

Las seis propuestas

Según Tarnower, su plan dietético cumple seis condiciones esenciales que garantizan la pérdida de peso a mediano y largo plazo:

Es balanceada: Posee todos los nutrientes que la persona necesita: proteínas, carbohidratos, grasas, vitaminas y minerales. Sin embargo, maneja porcentajes muy distintos de los de la dieta convencional gringa (la de finales de los años 70). Tarnower explica que los norteamericanos consumen en promedio 10% a 15% de alimentos ricos en proteínas, entre 43% y 45% de alimentos ricos en grasas y de 40% a 50% de carbohidratos. La dieta médica Scarsdale propone consumir diariamente 43% de alimentos proteicos, 22.5% de alimentos grasos y 34.5% de alimentos ricos en carbohidratos.

Asegura resultados rápidos: Tarnower cree que el ritmo acelerado de vida exige dietas que muestren resultados "ya". Opina que la gente no está dispuesta a esperar meses y meses para ver cómo disminuyen sus medidas ni cómo baja el marcador de la báscula. Por eso su plan dietético evidencia resultados en sólo dos semanas.

Tiene variedad de comidas: Tarnower explica que las dietas ultrarrápidas que garantizan una pérdida de peso a costa de comer banano y queso durante varias semanas no sirven porque no ayudan a crear hábitos saludables. En la variedad está el placer y, sobre todo, el camino recto a la creación de nuevos hábitos de alimentación. Sus comidas, dice él, son atractivas, coloridas y variadas.

Es simple y sencilla: El régimen es ante todo fácil de hacer porque está claramente definido. No admite cambios, ni implica imaginación por parte del interesado. Con la dieta Scarsdale no es necesario pensar "¿Qué preparo para el almuerzo?" o "¿Cuál será la comida?" Los menús vienen listos y organizados, y no se pueden cambiar. Cuando dice pollo es pollo y cuando dice fruta es fruta. No se pueden hacer cambalaches a merced de una invitación a comer o por cuenta de los antojos del día. Sin embargo, dice Tarnower, esa regla no se aplica cuando la persona es alérgica a un alimento o cuando los ingredientes no se consiguen en el mercado.

Ayuda a cambiar la conducta: Para el doctor Tarnower lo más importante de su régimen es que lleva implícito un cambio en la conducta de los pacientes y una nueva disciplina al momento de alimentarse. Es una forma de "aprender haciendo", explica.

Es práctica: El creador de la dieta considera que ésta se puede adaptar al estilo de vida de las personas que frecuentan restaurantes o incluso al salir de vacaciones.

¡Ah cetonas!

El principio que sustenta a la dieta Scarsdale es el mismo que está detrás de las dietas hiperproteicas, pero más simple, pues no se mete con los ya famosos asuntos hormonales de la insulina y el glucagón.

Tarnower cree que las dietas ricas en proteínas son ideales para perder peso porque cambian el metabolismo, ayudan a quemar la grasa acumulada y, en consecuencia, producen un aumento en el número de cetonas. El lector recordará que las cetonas son un subproducto del metabolismo de las grasas y que pueden servir como fuente de energía en condiciones extremas. Las dietas con alto porcentaje de proteínas acarrean la descomposición de la grasa y por ende determinan un aumento de cetonas (que se puede medir con una tira reactiva para parcial de orina). Dice Tarnower: "Si usted produce cuerpos cetónicos, es una señal de que su organismo está quemando grasa a un ritmo acelerado... Uno de los aspectos positivos de los cuerpos cetónicos es que actúan como inhibidores del apetito; de este modo, hacen que el proceso de hacer dieta sea menos pesado".

> Esta dieta no admite trampas, ni cambios de alimentos. Los menús se deben seguir de acuerdo con las pautas que establece el doctor Tarnower, creador del régimen.

Si habla con un médico internista, probablemente le dirá que la producción de cuerpos cetónicos es peligrosa para la salud porque genera acidez en la sangre. De hecho, los diabéticos que entran en "coma" no sufren de otra cosa que de sangre ácida. Sin embargo, Tarnower garantiza que su dieta no es peligrosa porque la cantidad de cuerpos cetónicos que produce no es suficiente para acidificar el plasma o poner en peligro la salud.

¿Cómo hacer la dieta?

Tarnower es categórico: la dieta médica Scarsdale no se puede hacer durante más de 14 días consecutivos. Pasado ese tiempo es preciso cambiarla por el "programa para mantenerse delgado toda la vida".

Si la persona pierde el peso que deseaba en las dos primeras semanas, simplemente debe seguir el régimen de mantenimiento y no se volverá a engordar. Si lo que desea es seguir bajando, debe alternar 14 días de régimen con otros 14 días de mantenimiento, hasta llegar a la meta.

Es recomendable llevar una tabla de peso y verificar cada día la evolución de la dieta. La tabla es fácil. El paciente sólo debe anotar en una cuadrícula el día y su peso; así sabrá cuánto pierde cada 24 horas y verá su evolución.

Cuando haya logrado el peso ideal, Tarnower le recomienda seguir la dieta de mantenimiento, que es mucho más flexible que la dieta Scarsdale y no tiene menús fijos; se rige por unas reglas de alimentos prohibidos y permitidos. En ese nuevo plan de mantenimiento la persona decide qué, cuánto y cómo comer.

Reglas básicas de la dieta Scarsdale

Éstas son las reglas para los primeros 14 días:

1. Coma exactamente lo indicado. No sustituya.
2. No tome ninguna bebida alcohólica.

3. Entre comidas, puede comer sólo zanahorias y apio, en la cantidad que desee.

4. Las únicas bebidas que están permitidas son café, té, soda y gaseosas dietéticas.

5. Prepare las ensaladas sin aceite, mayonesa u otros aderezos por el estilo. Use sólo limón y vinagre, o una mezcla de vinagre y mostaza.

6. Coma los vegetales sin mantequilla o margarina, agrégueles limón.

7. Toda la carne debe ser muy magra; quítele toda la grasa visible antes de comerla.

8. No es necesario que se coma todo lo indicado en la lista, pero no sustituya ni agregue. Debe observar las combinaciones indicadas.

9. Nunca sobrecargue su estómago. Cuando se sienta satisfecho, ¡pare de comer!

10. No prolongue la dieta m: de 14 días.

Dieta médica Scarsdale para 14 días

El menú que aparece a continuación está planeado para una semana. Para completar los 14 días es necesario repetirlo durante dos semanas consecutivas.

Desayuno diario (para los 14 días)

- ✔ $^1/_2$ toronja (se puede reemplazar por una fruta de estación)
- ✔ 1 tajada de pan de gluten o de trigo integral, tostado
- ✔ Café o té, sin azúcar, leche ni crema

Lunes

Almuerzo:

- ✔ Carnes frías
- ✔ Tomates en rodajas
- ✔ Café, té o gaseosa de dieta

Comida:

- ✔ Pescado o mariscos magros de cualquier clase
- ✔ Ensalada mixta de verduras y hortalizas
- ✔ 1 tajada de pan de gluten o de trigo integral, tostado
- ✔ 1 toronja (se puede reemplazar por fruta de estación)
- ✔ Café o té

Martes

Almuerzo:

- ✔ Ensalada de frutas en la combinación y las cantidades deseadas
- ✔ Café o té

Comida:

- ✔ Hamburguesas magras a la parrilla, en buena cantidad

✔ Tomates, lechuga, apio, aceitunas, coles de Bruselas o pepinos

✔ Café o té

Miércoles

Almuerzo:

✔ Ensalada de atún o salmón, con limón y vinagre

✔ Toronja o melón (se puede reemplazar por otra fruta de estación)

✔ Café o té

Comida:

✔ Cordero asado (sin grasa)

✔ Ensalada de lechuga, tomates, pepinos y apio

✔ Café o té

Jueves

Almuerzo:

✔ 2 huevos al gusto (sin aceite)

✔ Queso blanco, bajo en grasa

✔ Tomate en rodajas o calabacín

✔ 1 tajada de pan de gluten o de trigo integral

✔ Café o té

Comida:

✔ Pollo a la parrilla sin piel (en la cantidad deseada)

✔ Espinacas y pimentones verdes en buena cantidad

✔ Café o té

Viernes

Almuerzo:

- ✔ Rodajas de quesos (surtidos)
- ✔ Espinacas en la cantidad deseada
- ✔ 1 tajada de pan de gluten o de trigo integral
- ✔ Café o té

Comida:

- ✔ Pescado o mariscos magros
- ✔ Ensalada mixta de vegetales frescos o cocidos, en la cantidad deseada
- ✔ 1 tajada de pan de gluten o de trigo integral
- ✔ Café o té

Sábado

Almuerzo:

- ✔ Ensalada de frutas en la cantidad deseada
- ✔ Café o té

Comida:

- ✔ Pollo o pavo asado
- ✔ Ensalada de lechuga y tomate
- ✔ Toronja o fruta de estación
- ✔ Café o té

Domingo

Almuerzo:

- ✔ Pollo o pavo frío o caliente

✔ Tomates, zanahorias, repollo cocido, bróculi o coliflor

✔ Toronja o fruta de estación

✔ Café o té

Comida:

✔ Carne a la parrilla, cualquier corte magro

✔ Ensalada de lechuga, pepino, apio y tomate

✔ Coles de Bruselas

✔ Café o té

Almuerzo sustituto:

Sirve para sustituir cualquier almuerzo de la dieta Scarsdale.

✔ $^1/_2$ taza de queso ricotta o queso blanco bajo en grasa, mezclado con 1 cucharada de crema agria baja en grasa

✔ Fruta en la cantidad deseada

✔ 6 mitades de nueces, puestas sobre la fruta

✔ Café, té o gaseosa dietética

Para paladares más sofisticados, Tarnower creó otras cuatro versiones de la dieta: Scarsdale Gourmet para Epicúreos, Scarsdale Económica, Scarsdale Vegetariana y Scarsdale Internacional.

Las variaciones que proponen estos nuevos menús cambian las preparaciones y dejan intactos la mayoría de los ingredientes. Por ejemplo, en el almuerzo del viernes todas las recetas incluyen verdura y queso. La versión gourmet propone berenjenas a la italiana y quesos surtidos; la versión económica sugiere tarta de queso y espinaca; y la versión vegetariana permite tajadas de queso surtidas y espinacas.

> El principio que sustenta a la dieta Scarsdale es el mismo de las dietas ricas en proteínas, pero un poco más simple. Reduce el consumo de carbohidratos para aumentar la descomposición de la grasa.

Los cuatro menús permiten ciertos juegos, si, y sólo si, se mantienen algunas reglas. El interesado debe consumir el menú que le corresponde ese día, sin excepción. Por ejemplo, si es sábado puede elegir el almuerzo de sábado de cualquiera de las cuatro versiones de la dieta (general, gourmet, vegetariana, económica o internacional), pero no puede cambiar almuerzos por cenas, ni almorzar dos días seguidos el menú de un mismo día.

Al finalizar los primeros 14 días de dieta, el interesado debe continuar con el régimen de mantenimiento. Como se dijo antes, éste es menos estricto y se elabora con base en los alimentos que la persona quiera comer... obviamente dentro de unos límites.

Ésta es la lista de "leyes" para el régimen de mantenimiento:

- No comer más de dos tajadas de pan al día.

- No probar el azúcar (se puede cambiar por edulcorantes).

- No consumir papas, espaguetis o alimentos similares preparados a base de harina.

- No comer grasas lácteas (eso incluye leche, mantequilla, crema y queso).

- No acercarse a los postres y dulces, con excepción de la gelatina de dieta.

- No tomar cerveza y restringir la ingestión de alcohol a unos 40 a 45 ml de bebida de alto contenido alcohólico (whisky, vodka) o a 100 a 150 ml de vino seco.

7 kilos... ¿De agua o de grasa?

Al parecer, la dieta médica Scarsdale no tiene rival: es balanceada, fue diseñada por un médico, no genera déficit de nutrientes, pero ¿funciona?

Martha Díaz, nutricionista y docente de la Universidad Javeriana de Bogotá, con más de 20 años de experiencia profesional, asegura que las dietas recargadas de proteínas, como Scarsdale, aunque ayudan a bajar de peso pueden acarrear una serie de problemas. El aumento de cuerpos cetónicos, entre otros, implica cambios en el porcentaje hídrico del organismo y hace que se elimine mucha más agua de la normal. De uno u otro modo, las cetonas resultan indeseables para el cuerpo y éste, a manera de defensa, busca expulsarlas. Parte de la pérdida de peso que experimenta el paciente, explica Martha

Díaz, es agua... la que el cuerpo pierde en el intento de eliminar las cetonas. Las dietas cetogénicas, como Scarsdale, le exigen un trabajo más fuerte al riñón, el órgano encargado de eliminar los cuerpos cetónicos, y pueden desencadenar trastornos del ácido úrico, como la gota.

Por su parte, la nutricionista Alicia Cleves cree que la dieta Scarsdale es muy estricta con las cantidades y las comidas, razón por la cual aburre pronto al paciente y es imposible de mantener más de un mes. "Puede que la persona baje de peso con esa dieta, pero al terminarla... vuelve y juega, si no está acostumbrada a alimentarse a la forma Scarsdale empieza a comer como antes y viene el efecto rebote. El ideal es una dieta balanceada y personalizada", concluye.

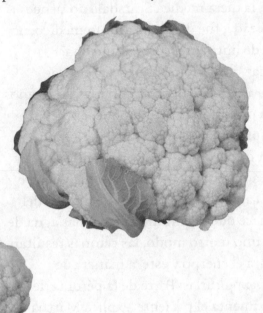

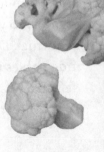

La nutricionista Carolina Camacho habla de Scarsdale con conocimiento de causa: "Yo hice esa dieta cuando tenía 16 años, en sexto de bachillerato. Comencé a bajar de peso muy rápido pero al quinto día, cuando llegué a mi casa y vi servidas las espinacas con queso, me desmayé. Estaba totalmente descompensada por falta de nutrientes". Camacho explica que la dieta Scarsdale está diseñada para personas con grandes excesos de grasa, pero es peligrosa para quienes no tienen demasiadas reservas de lípidos y sólo desean perder tres o cuatro kilos. Este régimen no tiene en cuenta el hecho de que cada persona es única y requiere una dieta acorde con sus necesidades particulares y su estilo de vida.

La dieta vegetariana: una inmensa gama de verdes

El vegetarianismo no es una dieta para perder peso, ni un régimen que la gente adopta de manera transitoria. Es un estilo de vida que se remonta a ideologías profundas como la religión, el amor por los animales y la filosofía de vida personal.

Como cada una de las personas que practica el vegetarianismo lo hace a su manera, no se puede hablar de una sola alimentación vegetariana. Vale aclarar, sin embargo, que casi todas las formas de vegetarianismo están exentas de carnes, pescados, mariscos, pollo y animales de caza.

Lo bueno: Es una dieta sana y balanceada, que ayuda a prevenir las enfermedades digestivas y los problemas de colesterol.

Lo malo: En ciertos casos puede acarrear escasez de proteínas y de vitamina B12.

Lo feo: Puede ser una dieta "de engorde" si se hace mal. Por ejemplo, cuando se reemplaza la carne por una porción doble de harinas o de fritos.

"Los animales son nuestros amigos...
Y yo no me como a mis amigos".
GEORGE BERNARD SHAW

La dieta vegetariana no existe. Existen decenas de dietas vegetarianas y de estilos de vida vegetarianos que las personas acoplan a sus gustos y motivaciones para adoptar esta forma particular de alimentarse. Usted se preguntará: ¿Acaso los vegetarianos no son todas las personas que rechazan las comidas de origen animal? La respuesta es no.

Hay diversas clases de vegetarianismo y, sobre todo, diferentes tipos de vegetarianos. Si usted tiene la posibilidad de hablar con algunos de ellos o de leer sus libros, notará, sorprendido, que cada cual vive el régimen a su manera y por motivos distintos.

Tres historias, tres razones

Ana María M. se inició en el vegetarianismo muy joven, a los 16 años, porque quería vivir de una manera más saludable y olvidarse de las peligrosas toxinas contenidas en las carnes. Comenzó comiendo frutas, verduras, harinas y algunos lácteos, después suspendió los lácteos y las harinas, y finalmente se quedó con unas pocas verduras que preparaba a manera de ensaladas crudas. Ana María no cambió su forma de vida por un estilo más saludable, sino todo lo contrario: del vegetarianismo pasó a la anorexia.

Cuando Ana María se inició en el régimen, no

sólo quería sentirse mejor y cuidar su salud, sino que también deseaba verse bien y tener un cuerpo envidiable. En un principio logró su propósito, pero a largo plazo las cosas cambiaron y su organismo se resintió al punto de presentar problemas de tiroides e hígado, cambios de ánimo muy fuertes, pérdida de masa muscular y obviamente menor vitalidad. Llegó a verse muy pálida, dejó de tener menstruaciones y la piel y el pelo se le resecaron...

Cuando la situación fue insostenible, visitó a una endocrinóloga que le formuló una dieta hiperproteica casi totalmente compuesta de grasas saturadas y carnes. Tal vez porque su cuerpo ya no podía más, y porque la médica descubrió serias alteraciones metabólicas, Ana María aceptó el reto de volver a probar la carne y, poco a poco, fue recuperando la salud. Después de un tiempo visitó a una nutricionista que le formuló una dieta más balanceada, con una buena cantidad de alimentos de origen vegetal, los favoritos de Ana María.

Ángela María de Marmorek se hizo vegetariana por cuestiones de paladar y sentimientos, cuando la carne empezó a saberle mal y su corazón se conmovió ante el sacrificio de tantas vacas, cerdos y gallinas. Su hija siguió su ejemplo y también se volvió vegetariana, no por obligación sino por gusto.

Ángela es nutricionista dietista de la Universidad Javeriana de Bogotá, y aunque ha elegido una alimentación libre de carnes, no cree que la suya sea la única alternativa ni mucho menos la mejor a la hora de perder peso. Ella no les formula dietas vegetarianas a sus pacientes a menos de que se las pidan, y cree que las carnes son importantes para balancear una dieta, en especial si a la persona le gustan y no le hacen daño.

Doris es vegetariana por amor y trascendencia, desde hace siete años. "Yo me enamoré de la espiritualidad, y como en toda relación de amor, recibí cosas pero también debí aprender a sacrificar otras". Doris practica el Raja Yoga y ha descubierto que la carne es un impedimento para la meditación. Lo descubrió después de hacer un tratamiento para la piel. "Siempre he tenido problemas con la piel porque me broto fácilmente; en una ocasión el médico me mandó a hacer una dieta de frutas por unos días para depurar el organismo, y descubrí que las frutas no sólo servían para la piel sino que me permitían hacer una meditación más profunda, sin ataduras y mucho más plena. Cuando terminé el tratamiento volví a comer pollo y noté que ya no era capaz de meditar como antes. Primero pensé que estaba cansada, pero alguien me explicó el daño que le hace la carne a la vida espiritual, y la dejé definitivamente".

> "La comida vegetariana deja una huella profunda en nuestra naturaleza. Si todo el mundo adoptara el vegetarianismo, podría cambiar el destino de la humanidad".
> — ALBERT EINSTEIN

Doris cree que todas las carnes, el huevo, el ajo y la cebolla son anclas al mundo terrenal, que no le permiten entrar en una dimensión más profunda ni conocerse mejor; asegura que estos alimentos impiden que la energía interior fluya.

Los porqués de la dieta vegetariana

Hay decenas de razones por las cuales las personas deciden hacer de la dieta vegetariana un estilo de vida.

Primero están las de corte biológico. Los vegetarianos aducen que el ser humano no está adaptado fisiológicamente para consumir carne y lo sustentan comparando el aparato digestivo de los carnívoros y el de los herbívoros. Los seguidores de esta corriente afirman que:

Los carnívoros no tienen poros porque no sudan sino que regulan su temperatura corporal con la lengua; los herbívoros tienen poros y sudan.

Los carnívoros poseen garras para atrapar a sus presas e inmensos colmillos para desgarrar la carne; los herbívoros, por el contrario, tienen pezuñas y uñas para pelar las frutas, abrir las nueces o recoger los frutos de la tierra.

Los carnívoros no necesitan beber mucho líquido puesto que lamen a sus víctimas y se sacian con su sangre; los herbívoros necesitan agua para vivir.

Los carnívoros poseen glándulas salivares pequeñas y no secretan ptialina, su esófago es muy elástico y en su estómago se libera un ácido clorhídrico diez veces más fuerte que el del estómago de los comedores de hierba; los herbívoros tienen racimos grandes de glándulas salivares, su saliva contiene ptialina, no se tragan la comida sino que la trituran masticándola y su esófago es duro.

El intestino de los carnívoros es muy corto y

secreta uricasa, la enzima que degrada el ácido úrico;
el de los herbívoros es muy largo y no secreta uricasa.

Otra razón para ser vegetariano es la salud. Los
vegetarianos dicen que la carne es muy peligrosa
para los seres humanos y que es la causante de
cientos de enfermedades porque es fuente de
bacterias y de sustancias altamente tóxicas. Explican
que tan pronto como el animal muere, empieza un
irreversible proceso de putrefacción que hace que las
proteínas se coagulen y produzcan una sustancia
venenosa llamada cadaverina.

Afirman que las bacterias contenidas en la carne
no se mueren en el proceso de cocción porque se
enquistan dentro de la grasa para protegerse. Dicen
que habría que carbonizar la carne para podérsela
comer, pero si se carboniza, sus proteínas pierden
todo valor biológico. La carne además posee ácido
úrico, un compuesto muy difícil
de eliminar, que sobrecarga
de trabajo a los riñones.
La carne es mala
para la salud
cardiovascular
porque es fuente de
grasas saturadas y
colesterol. Además
está llena de las
hormonas, las vacunas,
los esteroides y los
insecticidas diluidos
que se le suministran al

ganado para mantenerlo sano y en buenas condiciones de peso.

Dicen los vegetarianos que la carne es mucho más difícil de digerir que los demás alimentos porque no contiene fibra, y es precursora de las enfermedades del intestino, el cáncer de colon, el mal aliento y las úlceras. Además consideran que la carne genera adicción.

Por supuesto, hay razones ecológicas y sociales para ser vegetariano. Mucha gente no quiere tener en su conciencia —¡y menos en su estómago!— la carga de un animalito muerto. Estas personas explican que los animales son capaces de percibir cuándo los van a matar y eso los angustia mucho; esa angustia les hace segregar adrenalina, creatinina y otros ácidos dañinos para el hombre.

Quienes han acogido el vegetarianismo por razones sociales declaran que producir carne no sólo es cruel sino casi 20 veces más costoso que producir grano. Aseguran que si la cantidad de cereales y leguminosas que se utiliza para engordar a los animales se dedicara al consumo humano, fácilmente se podría alimentar a los países más pobres del mundo.

También existen motivos religiosos para ser vegetariano. Muchas religiones prohíben el consumo de la carne. Gandhi, por ejemplo, hablaba de la base moral del vegetarianismo, basada en la no violencia y el deseo de no querer hacer daño a otras especies animales. Gandhi fue omnívoro, pero a raíz de una promesa que le hizo a su madre antes de marcharse a estudiar a Inglaterra, se volvió definitivamente vegetariano y así se mantuvo hasta el final de su vida. Sus amigos carnívoros le decían que el consumo de carne hacía a la gente más fuerte, más capaz de luchar, y le explicaban que si los ingleses habían logrado dominar a la India era precisamente porque se alimentaban mejor. Gandhi sabía, porque lo había experimentado personalmente, que la carne le brindaba fortaleza al organismo; sin embargo halló su propio camino de liberación mediante la no violencia y la conservación de las especies animales... Así ganó su lucha y logró la independencia de su país, aun sin la fortaleza física que le hubiera proporcionado la proteína animal. El hecho de privarse de la carne —manifestó en algunos de sus discursos— le hizo desarrollar un carácter más fuerte, le permitió renunciar por completo a sí mismo y comprender que la base moral de la vida radica en el respeto hacia la naturaleza y todos los seres vivientes.

La religión hindú, que sienta las bases de su moral en los libros védicos, explica que una condición fundamental para alcanzar la salvación es abstenerse de matar a los seres vivos. Dice el libro Yajur Veda: "No debes usar tu cuerpo dado por Dios para matar a otras criaturas de Dios, ya sean humanas, animales o lo que sea".

En la India el verdadero nombre de la vaca es *aghnaya,* que significa "no debe ser matado", y por múltiples razones. En primera instancia, porque las almas vivas transmigran de cuerpo a cuerpo, de especie a especie, hasta alcanzar la forma humana. Así, de una u otra manera, todos los seres vivos tienen espiritualidad y merecen respeto. En segundo lugar, porque las vacas en la India son mucho más útiles vivas que muertas. De ellas no sólo se aprovecha la leche sino también la cuajada, el *ghee* (mantequilla clarificada), la orina y el estiércol, todos considerados productos purificadores.

Para la gran mayoría de las religiones orientales el hombre no tiene la potestad para acabar con otras especies por razones de supervivencia y alimentación, sobre todo porque puede comer otra clase de alimentos y es la única especie que tiene discernimiento.

"Sólo el asesino de animales es incapaz de saborear el mensaje de la Verdad Absoluta", aseguraba Maharaja Pariksit, el último de los grandes reyes védicos.

Los orientales consideran que uno es lo que se come, de tal modo que si prefiere los alimentos vegetales será una persona amable, sensible y considerada con la naturaleza y sus criaturas. Si se alimenta de carnes será cruel e indiferente con los demás seres vivientes.

Cabe preguntarse, entonces, por qué si las plantas también son seres vivos, los vegetarianos las consumen.

Para ellos no todos los seres vivos son iguales. Hay dos categorías. En la primera están los seres de un órgano y en la segunda están los seres de dos, tres, cuatro o cinco órganos. Los primeros son aquéllos que no poseen sangre ni carne o huesos, como las plantas, las frutas y las legumbres. El nivel de conciencia en tales criaturas es el más bajo de toda la creación y por eso consumirlas no se considera un asesinato o un acto de violencia. Las plantas y los alimentos de origen vegetal están muy lejos del hombre en la escala evolutiva y fueron puestos a merced suya para el sustento. Los alimentos de origen animal, o sea los seres de dos, tres, cuatro o cinco órganos, tienen espiritualidad, son más evolucionados y su destrucción trae implícita una forma de violencia.

"Si una persona desea vivir en una conciencia superior, en paz y felicidad y amor por todas las criaturas, entonces no debe comer carne, pescado, mariscos, aves o huevos. Si se consumen alimentos de origen animal, se introduce cólera en la propia mente y cuerpo así como envidia, temor, ansiedad y terrible miedo a la muerte, todos ellos encerrados en

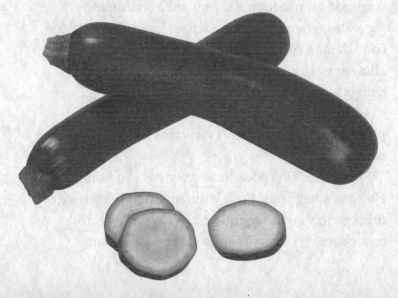

la carne de las criaturas sacrificadas", explica R. N. Lakhotia, uno de los directivos a nivel mundial del Congreso Vegetariano Hindú.

Cuatro dietas distintas, un vegetarianismo verdadero

De acuerdo con la motivación que lleva a las personas a vivir a la manera vegetariana se establecen distintos regímenes alimenticios. Los más conocidos son cuatro:

1. Los vegetarianos puros, que no aceptan ningún alimento de origen animal.

2. Los lacto-vegetarianos, que aceptan la leche y sus derivados.

3. Los ovo-vegetarianos, que aceptan los huevos además de los productos vegetales.

> Hay diversas formas de vegetarianismo, desde las que evitan todos los productos de origen animal, hasta las que aceptan los huevos, la miel, la leche y sus derivados.

4. Los lacto-ovo-vegetarianos, que consumen productos vegetales y los complementan con leche, sus derivados y también con huevos.

Desde el punto de vista estrictamente nutricional, una dieta vegetariana pura es totalmente distinta de una dieta lacto-ovo-vegetariana, dado que la primera incorpora menos nutrientes que la segunda y se considera "incompleta" desde la perspectiva de la dieta saludable tradicional.

Usted recordará que la dieta "saludable"

incluye toda clase de alimentos en las proporciones adecuadas, es decir: carbohidratos complejos como la harina, el arroz, la avena, el centeno y demás cereales; frutas y verduras; carnes, aves, pescados y huevos; lácteos; grasas y ocasionalmente algunos dulces.

Desde el punto de vista dietético se puede reemplazar un trozo de filete por un huevo, o un pedazo de pescado por una porción de pollo. Es decir que los alimentos de un mismo grupo (ver pirámide de los alimentos, pág. 281) se pueden alternar a gusto del consumidor. Si usted es ovo-vegetariano, los huevos se encargan de suministrarle la proteína que su organismo requiere y no necesita comer mariscos ni chuletas de cerdo para que su dieta se considere balanceada.

Las dietas vegetarianas que incorporan huevos y leche se consideran dietas completas en la medida en que le proporcionan al organismo los nutrientes que necesita, mientras que las dietas estrictas o de vegetarianismo puro pueden generar carencias tanto en materia de proteínas como de vitaminas.

¿Está disponible?

Los nutricionistas utilizan la palabra biodisponibilidad para referirse a qué tan utilizable o absorbible es determinado nutriente para el organismo, es decir, en qué porcentaje se asimila y pasa a la sangre. Las leguminosas como los fríjoles, las lentejas y los garbanzos, aunque son una buena fuente de proteínas, se consideran de menor biodisponibilidad que las proteínas de la carne porque se absorben en un porcentaje que fluctúa entre 85% a 88%, mientras que las proteínas de la carne se absorben en un porcentaje que fluctúa entre 94% y 97%.

Por otro lado, las proteínas de origen vegetal son incompletas, es decir que no contienen todos los aminoácidos que el organismo necesita para reparar y construir nuevos tejidos. La carne, los lácteos y los huevos gozan de proteína completa porque le aportan al cuerpo los 22 aminoácidos que necesita. Las leguminosas, aunque aportan buena parte de ellos, no los tienen todos.

Lo anterior no significa necesariamente que un vegetariano puro esté condenado a ser una persona mal nutrida. Todo lo contrario, si aprende a manejar su alimentación y a combinar los productos, le brindará al organismo los nutrientes que necesita, en las proporciones adecuadas.

Las claves son las siguientes:

• Combinar en una misma comida cereales y leguminosas. Estos dos grupos de alimentos son complementarios dado que los aminoácidos que faltan en los unos están presentes en los otros. Un almuerzo totalmente vegetariano y equilibrado puede ser un plato de fríjoles con una arepa de maíz, o unas lentejas con arroz.

• El hierro de las leguminosas se considera de menor biodisponibilidad que el hierro de la carne, razón por la cual los nutricionistas recomiendan que los menús a base de leguminosas se acompañen con productos ricos en vitamina C para mejorar la absorción del mineral. Por ejemplo, se puede preparar un plato de garbanzos con pan integral, acompañado de un jugo de naranja o de guayaba, que son ricos en vitamina C.

• Está claro que en materia de proteínas los vegetarianos pueden balancear sus comidas y obtener el porcentaje de nutrientes que requieren. Sin embargo, existen otras sustancias, como la vitamina B12, que quedan excluidas de la dieta normal vegetariana. Para evitar su deficiencia los expertos sugieren aumentar la ingestión de champiñones, algas marinas y alimentos fermentados, o tomar suplementos vitamínicos.

• Cierto grupo de vegetarianos, como las mujeres en periodo de embarazo o lactancia, las personas que soportan mucho estrés a causa del trabajo y los adolescentes, pueden manifestar deficiencia de vitamina A y beta carotenos. Estas personas deben aumentar el consumo de vegetales como la zanahoria y los de hoja verde, y de frutas como el mango, el maracuyá o la guayaba.

• La vitamina A es un compuesto liposoluble y por esa razón requiere de la presencia de grasa para movilizarse dentro del organismo; por ello, hay que acompañar en una misma comida los alimentos que son fuente de vitamina A con nueces o aceites vegetales que garanticen su óptima absorción.

Si usted es vegetariano o quiere comenzar a serlo, debe consultar un médico o un nutricionista que le dé pautas para manejar su alimentación con el fin de evitar carencias de uno u otro nutriente.

Menús gourmet

¿Ha notado que son muy pocos los vegetarianos flacos? La razón es muy simple: comida desequilibrada. Muchos de ellos, en lugar de consumir más frutas y vegetales frescos, han reemplazado la carne y el pollo por porciones más grandes de harinas, dulces y otros carbohidratos simples. Una comida vegetariana no es per se una comida sana ni balanceada; por el contrario, puede ser la menos equilibrada y la más engordadora.

> La dieta vegetariana más que un régimen es un estilo de vida asociado a creencias religiosas, sociales y ecológicas.

"En Sur América el vegetarianismo consiste en una comida tradicional, con muchas harinas y sin carne. Cuando llegué a Bogotá, pasé 15 días probando los menús de todos los restaurantes vegetarianos y al final me enfermé, me debilité y se me alteró la digestión porque los platos eran demasiado desbalanceados", explica Pierre Meheust, un francés experto en cocina vegetariana y macrobiótica.

El exceso de carne puede ser malo, pero el de carbohidratos también. Si usted normalmente consume un plato de carne, con arroz, verduras y papa, y decide suspender la carne y reemplazarla por tajadas de plátano frito o tres cucharadas más de arroz, estará sobrecargando de carbohidratos al organismo y dando un firme paso hacia la obesidad y el aumento de triglicéridos en la sangre.

Para hacer una dieta vegetariana hay que combinar alimentos de todos los grupos, del mismo modo que en una dieta normal.

De acuerdo con el Departamento de Agricultura de Estados Unidos, una dieta saludable incluye de 6 a 11 porciones diarias de carbohidratos complejos como arroz, maíz, pastas, papas o cebada; de 3 a 5 porciones de verduras; de 2 a 4 porciones de frutas; 2 ó 3 porciones de proteínas (en el caso de los vegetarianos pueden ser lácteos, huevos o leguminosas); y algo de grasas y dulces. (Ver pirámide de alimentos, pág. 281.)

La nutricionista Ángela María Arango de Marmorek reseña tres menús vegetarianos, balanceados, sabrosos y bajos en calorías.

Primer menú

Desayuno:
- ✔ 1 vaso de jugo natural de naranja o de otra fruta
- ✔ 1 tajada mediana de queso campesino
- ✔ 1 ó 2 tostadas integrales
- ✔ Café o té con leche descremada

Media mañana:
- ✔ Agua aromática sin azúcar
- ✔ 3 ó 4 galletas dulces

Almuerzo:

- ✔ 1 porción grande de ensalada mixta
- ✔ 1 porción mediana de arroz integral
- ✔ 1 porción mediana de lentejas con queso rallado
- ✔ 1 bocadillo de guayaba sin azúcar

Media tarde:

- ✔ Café con crema láctea
- ✔ 1 calado o 1 pandeyuca pequeño

Comida:

- ✔ 1 pizza con champiñones preparada en casa con pan pita
- ✔ Café o té con $\frac{1}{4}$ de taza de leche

Segundo menú

Desayuno:

- ✔ $\frac{1}{2}$ papaya hawaiana
- ✔ 2 huevos pericos preparados con poca grasa
- ✔ 1 arepa mediana de maíz peto
- ✔ 1 taza de cocoa

Media mañana:

- ✔ Limonada natural sin azúcar

Almuerzo:

- ✔ 1 porción mediana de verduras cocinadas al estilo oriental
- ✔ 1 porción de tofu (queso de soya)
- ✔ $\frac{1}{2}$ manzana asada con uvas pasas

Media tarde:

✔ 1 vaso de jugo natural sin azúcar

Comida:

✔ 1 plato de sopa de verduras

✔ 1 sánduche de queso con lechuga y tomate, preparado en $^1/_4$ de pan tipo baguette

Tercer menú

Desayuno (mezclar estos ingredientes):

✔ 1 mango pequeño cortado en cuadritos

✔ 6 fresas picadas

✔ 3 cucharadas de cereal de avena o salvado

✔ 1 vasito de yogur sin dulce

Media mañana:

✔ 3 galletas de soda

✔ Agua aromática o tinto sin azúcar

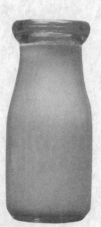

Almuerzo:

✔ 1 porción de tortilla de verduras con queso

✔ $^1/_2$ plátano maduro pequeño, asado

✔ 1 vaso de jugo natural preparado en agua

Media tarde:

✔ 1 bocadillo de guayaba dietético

✔ 1 tajada de queso campesino

Comida:

✔ 1 papa grande, rellena de bróculi y queso, al horno

✔ 1 porción mediana de ensalada de frutas

✔ Té de frutas o aromática

Modales vegetarianos

Si decide hacer de su vida un modelo de vegetarianismo, debe tener en cuenta que la gente que lo rodea no es igual a usted ni tiene las mismas costumbres suyas. En este sentido debe seguir la urbanidad vegetariana que propone Ángela María de Marmorek:

Cuando esté invitado a una comida, y aunque no conozca a los anfitriones, avíseles con tiempo que usted es vegetariano. De esta manera se evitará la incomodidad de devolverles los platos servidos y de arruinarles la noche poniéndolos a cocinar algo de carrera. Eso no significa, por supuesto, que les presente un menú específico con antelación, ni que haga exigencias.

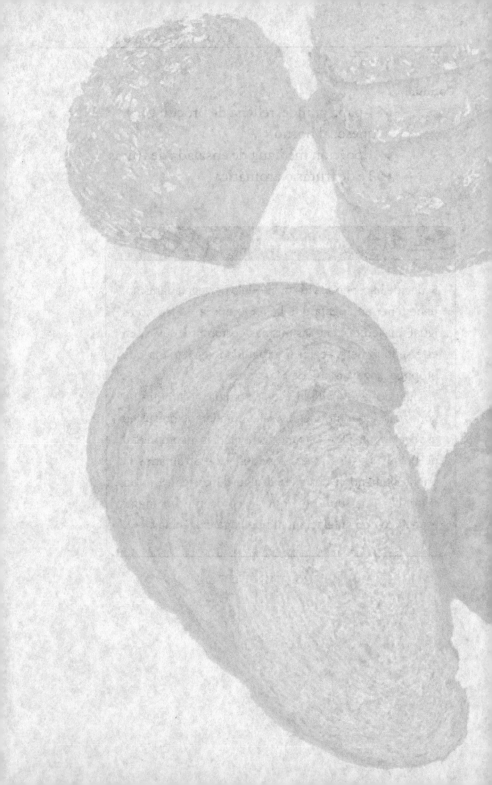

La dieta macrobiótica: con la fuerza del Yin y el Yang

Probablemente usted ha oído hablar del Yin y el Yang. Pero, ¿sabía que hay alimentos Yin y alimentos Yang, y que la manera de combinarlos es responsable de la buena o mala salud? Esta dieta pretende alcanzar el equilibrio entre las dos fuerzas y generar un buen estado de salud. También es famosa como tratamiento alternativo para los pacientes de cáncer y otras enfermedades graves pero no sirve para bajar de peso.

Lo bueno: Es una dieta sana —en tanto no se lleve a los extremos— que ayuda a prevenir las enfermedades del tubo digestivo por su gran contenido de fibra. No utiliza alimentos procesados, pues es esencialmente natural.

Lo malo: Hay diez regímenes distintos de dieta macrobiótica. De ellos, los que sólo permiten arroz integral y unos pocos vegetales son muy peligrosos para la salud.

Lo feo: Hay que ser todo un experto para cocinar a la manera macrobiótica. En materia gastronómica, es una dieta de bajo perfil.

*"El orden universal no admite desequilibrios. Todo
desequilibrio individual atenta contra el equilibrio de la
naturaleza. Por lo tanto, el organismo humano debe
mantenerse en equilibrio. Para lograr y mantener ese
equilibrio hay que comer. Pero es preciso hacerlo de una
manera adecuada. En principio, sabemos que debemos
comer lo necesario y conveniente: ni mucho, ni poco; los
alimentos adecuados, en las cantidades, combinaciones y
proporciones adecuadas. El hacerlo así supone tener la
mente abierta para elegirlos bien, y asegura la salud. El
no hacerlo de ese modo supone tener la mente cerrada, y
ocasiona la enfermedad"*[1].

YOSHI KOBE

Los hondos terrenos de la macrobiótica, donde
habitan las fuerzas del Yin y el Yang, son todo un
reto para los comunes mortales que a duras penas
han oído hablar de la cuántica.

El Yin y el Yang son opuestos pero
complementarios, como las dos caras de una
moneda o los polos positivo y negativo de una
batería. Para los orientales, estas fuerzas controlan el
universo y todo lo que hay en él, incluso la
personalidad de cada hombre y mujer. Hay personas
tendientes a Yin y personas tendientes a Yang; climas
Yin y climas Yang; y por supuesto, hay alimentos Yin
y alimentos Yang.

---

[1] Kobe, Yoshi. *Manual de la cocina macrobiótica*. Buenos Aires: Ayer y hoy, 1972.

La naturaleza está llena de buenos ejemplos: a nivel atómico, el electrón es Yin y el protón es Yang; a nivel biológico, el reino vegetal es Yin y el reino animal es Yang; en relación al género, el sexo femenino es Yin y el sexo masculino es Yang; en cuanto a los tamaños, el mayor es Yin y el menor es Yang.

La macrobiótica es un estilo de vida que busca alcanzar la longevidad, la autorrealización y la plenitud a través de la alimentación. Macro significa grande y biótica se refiere a la vida, es decir que la dieta macrobiótica procura una vida larga y saludable.

Para alcanzar ese objetivo, los teóricos de este régimen entraron en contacto con las poderosas fuerzas intangibles del Yin y el Yang, y determinaron cuál es la forma más adecuada de combinar los alimentos para que las energías en ellos contenidas estén en perfecta armonía; en otras palabras, para que la proporción de Yin y de Yang sea óptima y el organismo funcione con toda su capacidad durante muchos años. Las enfermedades, según esto, son la consecuencia directa del desequilibrio entre esas fuerzas y se originan por un consumo inadecuado de los alimentos o por un estilo de vida desmesurado.

La dieta macrobiótica tiene fama de curar enfermedades tan graves como el cáncer.

En este sentido estricto, la macrobiótica no es una dieta para perder peso o curar enfermedades, sino para conseguir una salud plena y una vida perdurable. Eso sí, es muy difícil encontrarse con un macrobiótico obeso porque sus comidas son bajas en grasa, ricas en vegetales y cereales y porque prescribe porciones pequeñas, como las de la *nouvelle cuisine*.

Muchos occidentales descreídos han recurrido a los rumbos de la macrobiótica como último recurso para salvar su vida de una enfermedad. Gente que durante toda la vida se había deleitado con cortes jugosos de carne y dulces bizcochos, hoy come arroz integral, leguminosas y vegetales, con miras a ganarle la batalla al cáncer o a alguna otra

Salud y macrobiótica
Durante siglos los sabios orientales han definido la salud con seis premisas. La macrobiótica las retoma y explica así:
Ausencia de fatiga: Dicen los orientales que los hombres sanos no se cansan, ni siquiera después de realizar labores físicas exigentes. La carencia de fuerza muscular es signo de enfermedad.
Buen apetito: Esta premisa es tan válida en Oriente como en Occidente. Dicen las abuelas que "enfermo que come no muere".
Sueño profundo: La buena salud permite un descanso pleno, sin exaltaciones ni dificultades para conciliar el sueño.
Buena memoria: La buena memoria está asociada a la buena salud del cerebro; en consecuencia, cualquier falla refleja enfermedad.

> **Buen humor:** Una actitud optimista y alegre hacia la vida es señal de buena aceptación de las circunstancias. Es signo de buena salud integral.
>
> **Rapidez de raciocinio y ejecución:** Un hombre sano es capaz de tomar decisiones acertadas aun en circunstancias adversas, tiene buenos reflejos y gran agilidad muscular; sabe sortear emergencias.

enfermedad terminal. Los comedores macrobióticos están llenos de historias de enfermos dispuestos a sacrificarlo todo, aun la buena mesa, por vivir unos años más.

El primer macrobiótico

El fundamento de la macrobiótica es el principio Yin y Yang descrito por el filósofo chino Fou Hsi hace más de 5.000 años. Sin embargo, el movimiento macrobiótico, propiamente dicho, data del siglo XX y fue fundado por el japonés George Ohsawa (1884-1966). Su historia es interesante. A los 16 años le fue diagnosticada una tuberculosis incurable. Pese a que esta enfermedad ya les había costado la vida a su madre, dos hermanas y un hermano, quiso librar una batalla antes que dejarse morir y buscó apoyo en los templos tradicionales japoneses, concretamente en los métodos del doctor Sagen Ishzuka... Y sobrevivió.

Con toda la sabiduría aprendida viajó a París y estudió medicina, filosofía e higiene en el Instituto

Pasteur. La mezcla de saberes tradicionales y modernos le permitió sintetizar los siete principios y doce teoremas que constituyen el movimiento macrobiótico. Dicen los expertos que el gran acierto de este médico y pensador fue sistematizar y sintetizar de un modo práctico, casi "lógico", la sabiduría tradicional de Oriente, y presentarla al mundo de Occidente. Después de realizar sus estudios, Ohsawa escribió numerosos libros y artículos y tuvo discípulos que perpetuaron, difundieron y corrigieron algunas de sus ideas; en América los más importantes discípulos suyos son Michio Kushi, quien reside en Estados Unidos, y Tomio Kikuchi, quien trabaja en Sao Paulo, Brasil.

La macrobiótica actual y la de Ohsawa son distintas. Las nuevas generaciones han introducido cambios y modificado algunas de las premisas por considerarlas demasiado estrictas e incluso peligrosas para los novatos del régimen. Pierre Meheust, macrobiótico de la escuela de Michio Kushi, asegura que la nueva macrobiótica es menos radical, más balanceada y más comprensible para los occidentales, aun cuando excluye del régimen una serie de alimentos que antes eran vistos con buenos ojos, como las carnes, el pollo y las grasas de origen animal.

La macrobiótica de los años 30 hablaba de diez regímenes básicos que se alternaban entre sí. El régimen más estricto, que a la vez era considerado el más curativo, estaba compuesto por completo de cereales integrales, que se consumían durante diez días. La experiencia arrojó que este régimen, antes que curativo, era arriesgado para la salud, porque implicaba un choque demasiado fuerte para el organismo. En la actualidad es muy raro encontrar macrobióticos que se vayan a los extremos con la dieta. "Algunos grupos aislados, que llevan años practicando meditación Zen y yoga, hacen el régimen de cereales durante diez días porque tienen los conocimientos, pero no es lo más común ni lo que se recomienda a los principiantes", explica Pierre Meheust.

Ahora se habla de un único régimen diario compuesto entre 50% y 60% de cereales integrales, 20% a 30% de vegetales, 5% a 10% de leguminosas y algas marinas, 5% de pescados de carne blanca, huevos fecundados o mariscos, y 5% a 10% de sopas.

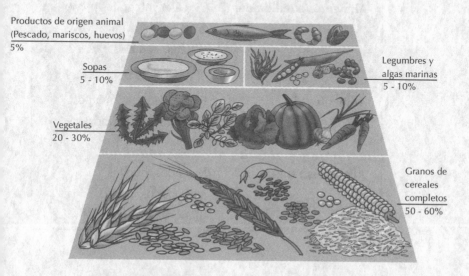

Productos de origen animal
(Pescado, mariscos, huevos)
5%

Sopas
5 - 10%

Legumbres y
algas marinas
5 - 10%

Vegetales
20 - 30%

Granos de
cereales
completos
50 - 60%

Proporciones generales de la dieta macrobiótica

El Yin y el Yang de los alimentos

Como ya se dijo, el objetivo último de la macrobiótica es proporcionarle al organismo una nutrición equilibrada desde el punto de vista de las fuerzas Yin y Yang. Los sabios orientales, mediante la observación y la experiencia, determinaron una lista de alimentos Yin y Yang y otra lista de alimentos equilibrados, es decir aquéllos que gozan de armonía plena.

Por supuesto, no todos los alimentos de un mismo grupo son iguales, y dentro de las diferentes categorías algunos tienden al punto de equilibrio y otros a los extremos. En la presente tabla aparecen, a grandes rasgos, los alimentos más representativos de cada grupo:

Alimentos equilibrados	Cereales integrales como arroz, trigo, avena, cebada, centeno, mijo y quinua
Alimentos Yin	Frutas, semillas, nueces, vegetales, leguminosas y leche
Alimentos Yang	Pescados, huevos fecundados, quesos blancos

Como arroz

Los cereales integrales son los alimentos macrobióticos clave. Los teóricos del régimen dicen que la fisiología humana no está hecha para tolerar "alimentos rápidos", sino alimentos completos con proporciones adecuadas de nutrientes. Michio Kushi explica que los cereales integrales tienen la proporción ideal de carbohidratos y proteínas (7 unidades de carbohidratos por una unidad de proteínas), y de hecho son el único grupo de alimentos que posee semejante virtud.

Los vegetales son el complemento principal de los cereales. Sin embargo, hay que consumir vegetales cultivados en huerta casera o en un cultivo libre de fertilizantes y pesticidas. Para consumo regular los macrobióticos recomiendan el bróculi, los berros, la cebolleta, las coles, las hojas de diente de león, el perejil, la calabaza, la coliflor, los nabos, los rábanos, la raíz de loto y las zanahorias.

Para consumo esporádico sugieren el apio, los brotes de alfalfa, la mazorca, las endibias, los pepinos, las alcachofas, las lechugas, los champiñones y las remolachas.

Las algas y las leguminosas son su fuente de proteínas. El dulse (variedad de alga) es rico en hierro y potasio, el nori (otra variedad) es rico en vitamina A y las algas hijiki poseen tanto o más calcio que la leche.

El huevo es uno de los pocos alimentos de origen animal en la macrobiótica, pero se debe consumir con cuidado estricto. Sólo se aceptan los huevos fecundados, en cantidades mínimas, no uno por persona como estamos acostumbrados en Occidente, sino uno para preparar una masa o para darle consistencia a una torta. Es decir que un solo huevo alcanza para preparar un plato para 10 ó 15 personas.

Así como hay productos estrella, productos complementarios y productos ocasionales, la macrobiótica tiene una lista de alimentos desaconsejados —muy cargados de Yin o de Yang— que pueden generar desequilibrio interior. Cuando sea obligatorio consumirlos, se recomienda usar sistemas de cocción que los yinicen o yangnicen, según sea el caso.

Ésta es la lista:

Alimentos desaconsejados
Carnes rojas, pollo, leche de vaca, quesos maduros, azúcar, todas las bebidas alcohólicas, café, cacao, tomate, berenjena, papa, aguacate, espárragos, pimienta, espinaca

¿Yinizar o yangnizar?

La macrobiótica no es un simple juego de balanza donde se acomodan unos alimentos Yin y otros Yang para crear un equilibrio de fuerzas. Va mucho más allá. Cada alimento tiene una tendencia que puede modificar el clima, la forma de preparación y hasta el corte que se le practique. Para Pierre Meheust, el arte de la cocina macrobiótica se parece a aprender a manejar un automóvil: al comienzo es difícil porque hay que coordinar frenos, acelerador, caja de cambios y timón, pero con el tiempo se vuelve una acción cotidiana, casi automática, a medida que se desarrolla la sensibilidad y el criterio para hacerlo.

El primer paso para conducir con éxito la preparación "a la macrobiótica" es conocer la naturaleza del alimento. Por ejemplo, el arroz es equilibrado, las mandarinas son demasiado Yin y el róbalo es demasiado Yang.

El segundo paso consiste en armar menús que incluyan alimentos equilibrados, es decir, una mayoría de cereales integrales y una minoría de alimentos Yin y Yang, preparados de forma tal que no predomine ninguno de estos dos.

El tercer paso es cocinar los alimentos de acuerdo con el balance de fuerzas al que se quiera llegar. Los métodos para yangnizar los alimentos son la cocción, bien sea en horno, en estufa, con olla a presión o a la parrilla; también se puede optar por la deshidratación. Por ejemplo, las frutas son demasiado Yin, pero si se las somete a un proceso de secado se yangnizan y quedan debidamente equilibradas. Otra opción para yangnizar es el salado (con sal marina), la combinación con hierbas amargas y, por último, la fragmentación, siempre y cuando se corten los alimentos de arriba hacia abajo, de Yin para Yang. Los métodos para yinizar son enfriar, añadir sustancias ácidas, rallar, moler y fermentar.

El cuarto paso para cocinar un plato macrobiótico es abrir la ventana. ¡Sí! Abrirla para ver el clima. Si hace mucho frío, o sea clima Yin, hay que usar alimentos un poco más Yang y sistemas de cocción más largos, que no yangnicen los víveres. Si hace mucho calor, es preciso optar por alimentos más Yin.

Para acercarse al equilibrio macrobiótico (proporción de siete partes de carbohidratos complejos por una de proteínas) no hay fórmulas matemáticas sino guías generales que se llevan a la práctica con la ayuda invaluable de la intuición.

Si todo eso le parece demasiado ajeno a su entendimiento, hay una forma sencilla de seguir el régimen, aunque un poco más costosa... Ir a un comedor macrobiótico.

Diez principios básicos de la macrobiótica

Si a pesar de la diversidad de factores que se deben tener en cuenta para preparar la comida macrobiótica en casa usted quiere hacer el intento, debe tener en cuenta estas diez máximas:

- Escoger productos sanos, no transgénicos (manipulados genéticamente), libres de pesticidas y de abonos químicos.

- Utilizar alimentos cultivados en la zona donde vive y evitar los productos foráneos que han sido sometidos a tratamientos para conservarlos. No se deben comer huevos de criadero sino huevos fecundados.

- Eliminar todos los productos refinados como el azúcar, el arroz blanco, el pan blanco, las féculas, las maicenas y la sal tratada. Es preciso elegir cereales integrales y sal marina.

- Reducir el consumo de carne, huevos y grasa. Suspender todos los productos a base de azúcar y no endulzar las comidas con miel de abejas. El azúcar se puede reemplazar por malta de algún cereal como la cebada, el maíz o el arroz, o por panela sin aditivos químicos. En cuanto a la grasa, los macrobióticos recomiendan los aceites vegetales, sin solventes, de primera presión, en frío. Se deben evitar las margarinas y demás grasas vegetales sólidas.

- Comer a diario cereales integrales, el grupo alimenticio por excelencia en el régimen macrobiótico. Los expertos consideran que los cereales integrales son los únicos productos naturalmente equilibrados (en materia de Yin y

Yang), y son muy nutritivos porque contienen carbohidratos complejos, vitaminas, minerales y fibra.

- Consumir los cereales con una pequeña porción de leguminosas. Se sabe, desde el punto de vista nutricional, que la combinación de cereales y leguminosas le proporciona al ser humano la totalidad de amino-ácidos esenciales que necesita. Sin embargo, dicen los macrobióticos, la porción de leguminosas no debe ser superior a 40 g por día.

- Usar productos germinados como semillas de alfalfa, fríjol, lentejas, cebada o garbanzos. Son la fuente más importante de vitaminas y minerales del régimen.

- Comer alimentos lacto-fermentados. Éstos son productos que han sido sometidos a un proceso de conservación mediante sal marina, un procedimiento que no sólo permite almacenarlos sino también hacerlos más digestibles. El chucrut (repollo fermentado) y el pan elaborado con levadura natural son dos buenos ejemplos.

- Emplear utensilios de cocina y técnicas de cocción adecuados. En la macrobiótica es preciso evitar las ollas de aluminio porque de ellas se desprende material durante las cocciones largas. Se recomiendan los recipientes de barro, acero inoxidable, hierro fundido y vidrio. Para mezclar y servir se prefieren los platos y cubiertos de madera. A la hora de preparar los alimentos hay que darles prioridad a los salteados con un mínimo de aceite, la cocción al vapor y la cocción en olla a presión; en climas fríos se pueden hacer recetas al horno. Los fritos se reservan para ocasiones especiales.

- Masticar hasta la saciedad. Por increíble que parezca, los macrobióticos mastican entre 30 y 50 veces cada bocado (intente hacerlo con un poco de arroz y verá cuán complicado es) con el fin de ensalivar bien los nutrientes y permitir la acción de la amilasa (la enzima que se encuentra en la saliva). La masticación además constituye una forma de meditación.

- Preferir las fuentes de calor naturales como el gas o la leña en lugar de los fogones eléctricos u hornos microondas.

De tal palo tal Yang

Si usted es de los que considera que lo importante es la personalidad, la macrobiótica le interesa. De acuerdo con los saberes orientales, hay estilos de vida Yin y estilos de vida Yang que pueden ser provechosamente modificados mediante la alimentación. Las personas extremadamente Yin son aquéllas que se dejan llevar por el licor, las drogas y las frutas tropicales, no tienen mucha disciplina en el trabajo y hasta se les tilda de "vagos". Las personas extremadamente Yang son los adictos al trabajo, que pueden pasar más de 16 horas en la oficina. Soportan mucho estrés y lo manifiestan en úlceras, dolores de espalda y otras enfermedades derivadas de la tensión nerviosa.

Los primeros macrobióticos consideraron que la mejor manera de moldear estas personalidades era mediante el suministro de una dosis importante de alimentos complementarios. Es decir que para una persona demasiado Yin había que planear un menú Yang y viceversa. Pero los resultados no fueron los mejores. Al cabo de un tiempo la persona pasaba de un extremo al otro, o mejor, cambiaba su problema por otro.

> Esta dieta busca el equilibrio entre las fuerzas del Yin y el Yang de los alimentos, con el fin de armonizar las energías corporales y procurar una vida larga y plena.

La nueva generación de macrobióticos cree que la mejor forma de moldear las personalidades extremas es evitar los alimentos muy Yin o muy Yang y procurar una comida más armónica, que poco a poco se acerque al centro de equilibrio.

No obstante, hay algo que usted debe saber: la macrobiótica no es para todo el mundo. Un jefe de policía o un alto ejecutivo no pueden hacer macrobiótica porque sus trabajos demandan mucha fuerza Yang; una dieta equilibrada no es para ellos porque sencillamente no tienen un estilo de vida cercano a la macrobiótica, sino tendiente a uno de los extremos.

El examen escatológico

Los macrobióticos tienen un escatológico sistema para averiguar si su alimentación es correcta y si el régimen que siguen es lo suficientemente equilibrado. Consiste en hacer un examen detallado de sus heces y su orina.

Las descripciones que se exponen a continuación aparecen en el libro *La macrobiótica sin misterios: el arte de la alimentación integral*, de Gregorio Taubin:

"Si la orina es amarillo cargado y transparente, y si las deposiciones son de color naranja oscuro o marrón claro y sólidas, de buena forma, largas, flotantes y sin acentuado hedor, entonces es que la alimentación ingerida en la víspera era bien proporcionada química y físicamente bajo el punto de vista Yin y Yang... Si el color es demasiado claro es porque el factor Yin ha sido ingerido en exceso.

"El individuo que se encuentra en buena salud no necesita usar papel higiénico, un ejemplo lo dan todos los animales de la naturaleza".

El sentido común es su otra gran arma. Si la persona que ha comido al estilo macrobiótico se siente decaída o carente de energía, o si por el contrario se levanta con el ánimo demasiado exaltado, es probable que la combinación de los alimentos de la víspera haya sido equivocada.

Razones para hacer la dieta macrobiótica

"Yo entré en la macrobiótica por gusto, no porque estuviera enfermo, y ya llevo 20 años sin tener que ver a un médico, sin haberme tomado una sola droga, y me siento muy bien. Mis dos hijos, que hoy tienen 16 y 18 años, nacieron y se criaron con la macrobiótica. Ellos tampoco saben lo que es un médico, una aspirina o un remedio de tienda naturista. Ambos tienen buenos promedios de calificaciones y mi hija pertenece al equipo de gimnasia", asegura Pierre Meheust.

La buena salud y la vida en armonía son los dos motores principales para animarse a hacer la dieta macrobiótica.

María Cecilia Botero, una conocida presentadora y actriz colombiana, adoptó el régimen durante algún tiempo para acompañar a David Stivel, su esposo, quien tenía cáncer terminal del riñón. Éstas son algunas de sus impresiones:

"El cáncer estaba muy avanzado y David no quería someterse a un tratamiento médico convencional; por eso Pamela Abreu, su uróloga, le sugirió la macrobiótica. Ésta, más que una ciencia, es una filosofía de vida, y como tal la adoptamos de principio a fin. Reconocimos, como nunca antes, el valor de lo que se come y por qué se come. En la familia hasta la empleada entró en dieta porque no era justo que David estuviera solo en eso. La filosofía macrobiótica asegura que no existen enfermedades individuales sino familiares, y por eso nuestra casa y nuestra vida dieron un giro total; desaparecieron la carne y todos los alimentos de origen animal. Yo, que no sabía ni freír un huevo, aprendí a cocinar y tomé clases intensivas de cocina macrobiótica, porque dicen los teóricos que las mujeres somos las responsables de la salud de la humanidad y porque el proceso de preparación de los alimentos no sólo tiene que ser efectivo sino afectivo.

"El consumo del arroz integral, que es la base fundamental de la comida macrobiótica, fue muy duro, sobre todo para David, cuya dieta estaba basada en un 80% de arroz integral y un 20% de verduras. Nosotros, que no estábamos tan enfermos, podíamos comer más equilibrado: 50% y 50%. La parte más difícil para mí fue eliminar los líquidos, pues en la macrobiótica sólo se pueden tomar tres tacitas de agua aromática al día".

A pesar de la dieta macrobiótica David Stivel murió. Pero María Cecilia continuó el régimen durante un tiempo, en la medida que su trabajo se lo permitió. Hoy dice, convencida, que si el cáncer de David se hubiera detectado antes, la alimentación macrobiótica lo habría curado.

Razones para no hacer la dieta macrobiótica

Entender cómo funciona la macrobiótica y cómo se equilibran los alimentos no es tarea fácil. Si esto se logra aprender con exactitud y sin cometer errores fatales, es posible que se alcance el preciado objetivo de la salud, pero de lo contrario puede ser una dieta extremadamente peligrosa. El mismo Pierre Meheust lo sabe: "Hay gente del movimiento macrobiótico que se ha muerto. Son personas que decidieron hacer la dieta por su cuenta, sin estudiar los

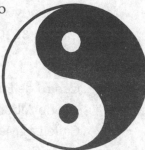

principios y sin contar con el apoyo de un maestro.
Gente que se siente muy triste en la vida decide
cargarse de Yang con una dieta a base de pan y
gomasio porque cree que eso le va a ayudar. Pero no.
Cuando se juega con estas energías se está jugando
con la vida y la muerte. Esas personas que han hecho
tonterías se han encargado de alterar la imagen de la
macrobiótica", explica.

En la gran mayoría de países de América Latina
hay escuelas de macrobiótica y personas dedicadas a
su enseñanza. Aquí están algunas:

Argentina
Centro de Educación Evolucionaria de Argentina
Mario Levenson
Paraguay 35-34 Dpto. 3
Buenos Aires, Capital Federal

Centro de Educación Vitalicia de Córdoba
Prof. Koichi Ogura
Avenida Menéndez Pidal, 3722
5009- Córdoba

Bolivia
Pedro Cáceres R.
Potosí 909
Castilla 8620
La Paz

Centro de Educación Vitalicia de Santa Cruz
Waldo Alborta
Calle Las Maras 169-A
Santa Cruz

Chile

Antonio del Sol C.
Huelén 265, Of. 32
Santiago de Chile

Colombia

Centro de Educación Vitalicia de Colombia
Calle 58 N° 15-23
Bogotá

Restaurante Chez Pierre
Calle 62 N° 15-76
Bogotá

México

Centro Macrobiótico
Cristina Márquez
Cozumel 76, Col Roma C.P. DF 06700
Ciudad de México

Perú

Centro de Educación Vitalicia del Perú
Girón Rufino Torrico 559. Int. 205
Lima

Venezuela

Centro de Educación Vitalicia de Venezuela
Avenida José A. Anzoátegui, Sector Lungarai
Res. 19 de Abril
El Valle, Caracas

¿La macrobiótica cura el cáncer?

Claudia Ramírez, nutricionista del Instituto Nacional de Cancerología de Colombia, está acostumbrada a escuchar la historia de decenas de enfermos de cáncer que buscan ayuda en los métodos orientales para curar su enfermedad. Uno de los preferidos es la cocina macrobiótica; sin embargo —dice ella—, no existen estudios serios que comprueben las bondades de este tratamiento. "Yo nunca le digo a la gente que no realice esas terapias porque hay personas que se sienten mejor y más sanas después de hacerlas. Lo que yo no puedo garantizar es que esa supuesta mejoría se deba a la macrobiótica, o mejor, a la fe que la persona le puso. La fe mueve montañas", explica.

Quienes no están de acuerdo con esta clase de medicina aseguran que los pacientes con cáncer no pueden reducir la ingestión de proteínas de una manera tan drástica como la que propone la macrobiótica porque su organismo necesita reparar tejidos y mejorar sus defensas. Aseguran que las personas con cáncer están predispuestas a la anemia y a la desnutrición porque los tumores "acaparan" los nutrientes, de tal modo que si no se alimentan balanceadamente y con una buena cantidad de alimentos fuente de hierro y proteínas (carnes y leguminosas), el cáncer puede empeorar.

Menú macrobiótico

Éste es un ejemplo de un menú macrobiótico equilibrado:

Desayuno:
- ✔ Café de cereales
- ✔ Pan con mantequilla de ajonjolí

Almuerzo:
- ✔ Un plato hondo, tamaño consomé, de sopa de rábano, algas marinas y zanahoria
- ✔ Un plato hondo, tamaño consomé, de arroz integral
- ✔ Un plato pequeño con un poco de acelgas escaldadas, una cucharada de auyama al vapor con cebolla y una porción pequeña de pizza macrobiótica (se prepara con masa de harina integral, tofu, zanahoria y puerro)
- ✔ Agua aromática

Comida:
- ✔ Un plato hondo, tamaño consomé, de sopa de miso
- ✔ Un plato hondo, tamaño consomé, de arroz integral
- ✔ Un plato pequeño con un poco de zanahorias escaldadas, una cucharada de agué (tofu frito) y berros al vapor
- ✔ Agua aromática

Glosario de alimentos macrobióticos

Agué: Queso de soya prensado, escurrido y frito en aceite.

Algas marinas: Plantas acuáticas comestibles. Las especies más famosas son hijiki, nori, kombu y wakamé.

Araruta: Raíz blanca de la que se extrae almidón.

Arrurruz: Fécula de diversas raíces de ñame.

Artemisia: Hierba aromática.

Azuki: Fríjoles rojos pequeños.

Banchá: Variedad de té verde.

Bardana: Maleza o planta que crece a la orilla de los caminos y que tiene propiedades revitalizadoras.

Boldo: Árbol silvestre y aromático.

Boulghur: Trigo seco, precocido y sin el afrecho grueso.

Daikon: Nabo blanco japonés.

Diente de león: Planta salvaje que se usa en ensaladas, buñuelos y acompañamientos para el pescado.

Goma-miso: Crema preparada a base de miso, sal marina y harina de ajonjolí tostado.

Gomasio: Mezcla de semillas de ajonjolí (sésamo), machacadas, con sal.

Habu: Arbusto. Sus semillas se usan para hacer té.

Iriko: Pescado de agua salada.

Kabu: Nabo francés, redondo y pequeño.

Kuzu o araruta: Fécula que se extrae de una planta llamada araruta.

Llantén: Planta que crece en lugares muy húmedos.

Loto: Raíz que crece en el barro y tiene propiedades medicinales.

Miso: Pasta fermentada de cebada y soya, con sal.

Mu: Especie de té elaborado con 16 clases de plantas.

Nato: Granos de soya amarilla fermentados.

Nira: Ajo silvestre.

Pororó: Arroz tostado.

Potimarron o hokkaidos: Calabaza japonesa.

Sagú (o achira): Planta de la que se extrae almidón.

Sarraceno: El más Yang de los cereales. Recomendado a las personas de carácter Yin y a los enfermos de cáncer.

Seitan: Proteína de trigo que se suele acompañar con arroz.

Shiitake: Hongos de origen japonés que se utilizan tanto en gastronomía como en medicina.

Shoyu: Salsa de soya.

Sio: Sal marina.

Soba: Macarrón preparado a base de trigo morisco.

Tahini: Puré aceitoso de semillas de ajonjolí (sésamo).

Tamari: Salsa soya tradicional japonesa.

Taro: Papa silvestre.

Tempura: Vegetales rebosados en una masa blanda de trigo integral y fritos en aceite.

Tofu: Queso de soya.

Trifolio: Vegetal de agradable sabor, de la familia de las oxidáceas.

Umeboshi: Ciruelas silvestres prensadas y secas al sol.

Yannoh: Café de cereales tostados.

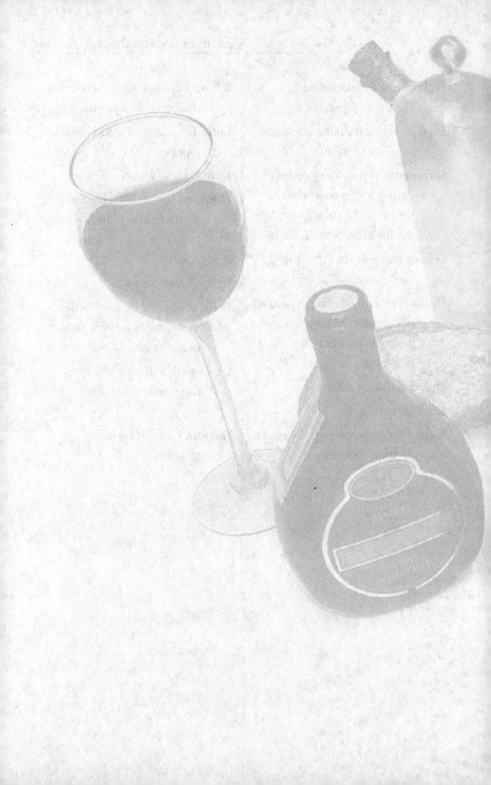

La dieta mediterránea: ¡a su salud!

Es el régimen alimenticio natural de los habitantes de los países que tienen costas sobre el mar Mediterráneo. Esta dieta es la más saludable que existe, o al menos eso consideran muchos médicos e investigadores que han realizado estudios con personas que la siguen. Ayuda a disminuir los niveles de colesterol en la sangre y previene las enfermedades cardiovasculares y el cáncer.

En este capítulo usted encontrará los ingredientes estrella de esta dieta y los beneficios que cada uno de ellos le trae al organismo.

Lo bueno: Está comprobado que esta dieta disminuye el riesgo de sufrir enfermedades coronarias, infartos y dislipidemias. También ayuda a prevenir el cáncer de colon y otros trastornos digestivos.

Lo malo: No sirve para bajar de peso.

Lo feo: Algunos de sus ingredientes fundamentales, como el vino y el aceite de oliva, son costosos.

No todas las personas que hacen dieta quieren perder peso. Algunas buscan combatir enfermedades, prevenirlas o simplemente comer más sano. ¿Y cómo podría ser un almuerzo más sano? ¿Tal vez un insulso plato de lechuga con sal y limón, o un puñado de arroz integral con dos flores de bróculi?

Si su interés no radica en eliminar gorditos sino en mejorar la calidad de vida y el funcionamiento del organismo, hay buenas noticias... Se comerá la lechuga, el bróculi y el arroz, pero acompañado de un filete de pescado a las hierbas, un trozo de baguette con aceite de oliva, albahaca y rodajas de tomate, un vaso de vino tinto y, para terminar, por qué no, varios trozos de un queso maduro francés y un puñado de cerezas frescas.

> La dieta mediterrá-
> nea tiene tres ingre-
> dientes estrella: el
> vino, el aceite de oli-
> va y la fibra.

A algunos miembros de la comunidad científica aún no les cabe en la cabeza, pero decenas de estudios lo confirman: la dieta de los países mediterráneos, abundante, fina y gustosa, es una de las más saludables del mundo.

Comer o no comer...

Ahí esta la cuestión que atormentó al investigador norteamericano Ancel Keys descubrió, a comienzos de los años 50, que los glotones franceses e italianos se morían menos de enfermedades del corazón que sus paisanos gringos. ¿Cómo era posible —se preguntaba el doctor Keys— que los robustos hombres y mujeres del Mediterráneo, alimentados a base de pan con mantequilla, pastas, berenjenas, aceitunas negras, tomates, mariscos, pastelería rica en nueces y litros de vino tuvieran niveles de colesterol y de triglicéridos más bajos que los norteamericanos?

Intrigado ante semejante paradoja, Keys inició sus investigaciones y halló los primeros indicios de lo que después se conocería como la dieta mediterránea. Encontró que la alimentación de los habitantes del sur de Europa tenía características particulares: incluía algo de grasas saturadas, pero también en grasas mono y poliinsaturadas, incorporaba pescados, legumbres y verduras frescas, usaba cereales integrales y le daba un primerísimo lugar al vino. La dieta gringa normal, por su parte, era pobre en productos frescos, rica en harinas refinadas y grasas saturadas y estaba sobrecargada de bebidas colas.

Los estudios de Keys generaron interés en la comunidad científica mundial y motivaron nuevas investigaciones. Los resultados demostraron que los ingredientes básicos de la dieta mediterránea protegen el organismo de los efectos negativos de las grasas saturadas y ayudan a prevenir los nefastos alcances del colesterol.

Una mirada a las grasas

Para comprender los efectos protectores de la dieta mediterránea sobre la salud cardiovascular es preciso fisgonear el mundo de los lípidos y entender por qué no todos sus habitantes son tan malos como aparentan.

El colesterol es un compuesto que se produce dentro del organismo humano o que se puede tomar del exterior por medio de los alimentos de origen animal, como los quesos, los huevos o los chorizos. Es indispensable para producir las membranas celulares, el cortisol, la adrenalina, la testosterona, los estrógenos y otras hormonas.

Pero el colesterol no es una sustancia sencilla. Tiene un metabolismo complejo, en especial porque no se transporta solo por la sangre sino que debe hacerlo en una especie de "carros" o lipoproteínas.

Las lipoproteínas de alta densidad (o HDL) son los "carros ecológicos" del colesterol. No producen polución, no dejan basuras a lo largo del camino y tienen la grandiosa facultad de recoger los residuos de grasa que hay en las vías.

Las lipoproteínas de baja densidad (o LDL) son como los buses viejos, que sueltan una estela de humo negro a su paso y contaminan el ambiente.

El colesterol que se transporta en el carro ecológico HDL se conoce como colesterol bueno, mientras que el que se desplaza en el bus viejo LDL es el colesterol malo.

Parte del colesterol que se transporta en el bus viejo se cae a las vías, es decir a las arterias. Entonces pueden ocurrir dos cosas: que pase el carro ecológico, recoja lo que se cayó y lo transporte hasta el hígado. O que el colesterol caído se quede ahí, en la mitad de la arteria, hasta oxidarse. Si el colesterol LDL se oxida, forma unas placas de grasa, o ateromas, que poco a poco comienzan a obstruir el camino y a dificultar el paso de la sangre. Esa situación se conoce como arteriosclerosis y se puede complicar hasta transformarse en una isquemia (falta de irrigación de los tejidos), un infarto (muerte de los tejidos por carencia total de oxígeno) o una trombosis (formación de un coágulo encima de la placa de grasa).

La próxima vez que el médico le formule un análisis de lípidos, revise sus niveles de colesterol. Si los resultados muestran índices bajos de colesterol total, muy bajos de LDL y más altos de HDL, puede estar tranquilo porque su salud anda sobre ruedas y usted tiene menos posibilidades de sufrir enfermedades cardiacas o eventos cerebrovasculares, como los famosos derrames.

La dieta mediterránea y el colesterol

El aceite de oliva, el vino, los cereales integrales y los vegetales frescos, todos ingredientes protagonistas de la dieta mediterránea, son una especie de cofradía de superhéroes que luchan dentro del cuerpo por conservar la salud. Se ha demostrado que actúan sobre el metabolismo de las grasas corporales aumentando la cantidad del colesterol bueno (HDL) e inhibiendo la oxidación del colesterol malo (LDL). Éstos son los superpoderes de cada uno de ellos:

El *aceite de oliva*

Ayuda a disminuir los niveles de colesterol malo en la sangre y a aumentar los de colesterol bueno. Es una de las armas secretas para evitar la formación de placas de grasa en las paredes interiores de las arterias.

Además tiene vitaminas antioxidantes A, E, C y D que actúan sobre el colesterol LDL e impiden su oxidación.

En un estudio realizado en la Escuela de Salud Pública de Harvard, el doctor Frank Hu y sus colegas estudiaron los hábitos de consumo de grasas de 76.000 mujeres, y diez años después examinaron su estado de salud general. Los investigadores concluyeron que las mujeres con menor incidencia y posibilidades de sufrir una enfermedad coronaria estaban habituadas a consumir 1.4 g de ácido alfa linoléico al día, es decir, de aceite de oliva.

"Tanto los aceites de pescado como los aceites ricos en ácidos alfa linoleico tienen efectos antiarrítmicos en los animales; entonces, también tienen la capacidad de disminuir el riesgo de ataques cardiacos en los seres humanos"[1], explicó Hu.

Hay muchas clases de aceite de oliva. El mejor se extrae al prensar las aceitunas de forma mecánica y sin intervención de calor porque conserva intactas todas las vitaminas. Es el aceite de oliva virgen y se caracteriza por tener color verde oscuro.

El vino

En un artículo publicado por la prestigiosa revista *Lancet,* Michel de Lorgeril examina con lujo de detalles los beneficios del vino sobre la salud cardiovascular[2]. El autor sostiene que el etanol del vino reduce las posibilidades de sufrir una enfermedad cardiovascular porque aumenta los niveles de colesterol bueno e inhibe la actividad de las plaquetas, es decir, la que promueve la formación de coágulos encima de las placas de grasa y causa enfermedades mortales como la trombosis.

> Aunque la dieta mediterránea es un concepto relativamente nuevo, se remonta a las tradiciones culinarias de pueblos tan antiguos como el griego, el romano y el egipcio.

Adicionalmente, el hollejo, o cáscara de las uvas, contiene una variedad de bioflavonoides que se conocen como vitamina P e impiden la adhesión de las plaquetas a los ateromas; por si fuera poco,

---

[1] "Oil Right for Hearts", publicado en *Nutrition Action Healthletter.* Septiembre, 1999.

[2] Michel de Lorgeril. "Wine Ethanol, Platelets, and Mediterranean Diet", publicado en *Lancet.* Marzo 27, 1999.

detienen el proceso de oxidación del colesterol LDL, o colesterol malo.

Aunque se habla de las bondades del vino en términos generales, el tinto brinda mayores efectos protectores porque se fabrica con las cáscaras de las uvas.

Cabe aclarar que los efectos benéficos del vino sólo se hacen evidentes cuando se consume un vaso diario. Algunos estudios de la Sociedad Norteamericana de Cáncer explican que las personas que beben una unidad de alcohol al día tienen 20% menos probabilidades de sufrir enfermedades cardiacas que las personas totalmente abstemias, pero son enfáticos en afirmar que tal protección desaparece cuando la cantidad de alcohol es mayor que la recomendada.

La fibra

La dieta mediterránea es rica en fibra porque incorpora una gran cantidad de frutas y verduras frescas y muchas preparaciones a base de granos integrales.

Existen dos tipos de fibra: soluble e insoluble. La fibra soluble está presente de manera especial en frutas como la manzana, la pera y la guayaba, y además en la zanahoria, el trigo, la avena y las leguminosas. Esta clase de fibra ayuda a disminuir los niveles de colesterol malo en la sangre, a retener agua y a agilizar el recorrido intestinal. También favorece la actividad de ciertas bacterias "buenas" que habitan en el intestino grueso.

La fibra insoluble se encuentra en los salvados y granos enteros. Es una sustancia que el cuerpo humano no digiere pero que hace las veces de escoba en el intestino y "limpia" los desechos que se van acumulando. Previene las inflaciones intestinales y el cáncer de colon y ayuda a sanar las heridas del tracto digestivo.

Rafael Gómez Cuevas, médico endocrinólogo, presidente de la junta directiva de la Federación Latinoamericana de Sociedades de Obesidad y conocedor de la dieta mediterránea, asegura que la obesidad y las enfermedades son fruto de la venganza que cobran los alimentos cuando se los tritura, machaca, pulveriza, refina o revienta. "Cuanto más natural, integral y fresco sea un alimento, mucho mejor y más saludable; cuanto más transformado, más dañino", explica.

Si a usted le interesa vivir al estilo mediterráneo pero le preocupa su figura, tiene en la fibra al mejor aliado, no sólo porque es saludable sino porque brinda sensación de llenura. Si aumenta la cantidad de fibra en la dieta, podrá aprovechar los beneficios del régimen mediterráneo sin sentir hambre, sin aumentar de peso y sin hartarse de comida como hacen los franceses.

Paradoja tras paradoja

La dieta mediterránea que caracteriza a los países ricos del sur de Europa extiende sus beneficios aun a las naciones menos acaudaladas. Recientemente los científicos se sorprendieron al descubrir que Albania, el país más pobre de Europa, también presentaba los efectos saludables del régimen. En un artículo publicado en *Lancet*, en diciembre de 1997, Arjan Gjonca[3] explica que a pesar de sus bajos ingresos económicos, los adultos albaneses viven más que los británicos y los italianos, específicamente porque presentan menos enfermedad coronaria. Y lo más curioso de todo es que dentro de la misma Albania los menores índices de mortalidad se presentan al suroeste del país, precisamente donde hay mayor consumo de frutas, verduras frescas y aceite de oliva.

Curiosamente, algunos científicos británicos se niegan a aceptar la paradoja albanesa o francesa y creen que las investigaciones sobre los beneficios de la dieta mediterránea están mal orientadas y no son concluyentes[4]. Consideran que la causa de la menor incidencia de enfermedad coronaria en estos países

---

[3] Arjan Gjonca, "Albanian Paradox, Another Example of Protective Effect of Mediterranean Lifestyle?", publicado en *Lancet*. Diciembre 20, 1997.

[4] Malcolm Law, "Why Heart Disease Mortality is Low in France: The Time Lag Explanation", publicado en *British Medical Journal*. Mayo 29, 1999.

De la dieta a la cocina

La dieta mediterránea es un concepto del siglo XX que se originó en las tradiciones culinarias de pueblos tan antiguos como el griego, el egipcio, el romano y el islámico. De la civilización egipcia, por ejemplo, provienen la cerveza, la miel de abejas, el pan de trigo integral y los platos a base de lentejas y otras leguminosas. De los griegos es la trilogía aceite, pan y vino, y el empleo de ciertas especias aromáticas. De los romanos es el auge de la agricultura y el cultivo de frutas y vegetales a gran escala. Del Islam es el sensual y refinado gusto por ciertas hierbas aromáticas y el auge de los cultivos del arroz, las alcachofas, las berenjenas y los dátiles.

América también le aportó a la dieta mediterránea muchos de los que hoy en día son sus ingredientes estrella: el tomate, el maíz, el cacao, la vainilla y los fríjoles, por ejemplo.

no se debe a la dieta sino a un retraso en el tiempo. Sí, a un problema de tiempo, porque, según ellos, no faltan más que unas generaciones para que Francia y los demás países del sur de Europa comiencen a ver los estragos de la comida grasosa entre la población. Estos investigadores creen que en un par de generaciones las cifras de enfermedad coronaria se habrán equiparado a las de los países del norte. Dicen además que los servicios de salud y de epidemiología en Francia no son confiables y que una gran parte de las muertes hasta hoy enunciadas como "de causa desconocida" habrían sido infartos o dislipidemias.

La dieta mediterránea al estilo tropical

En los países tropicales de América es posible alimentarse bajo los mismos preceptos de la dieta mediterránea pero con ingredientes autóctonos y deliciosos. El doctor Rafael Gómez Cuevas explica el poder de ciertos alimentos típicos de nuestro continente.

Afirma que la guayaba baja los niveles de colesterol y de triglicéridos y es antioxidante porque contiene más vitamina C que una naranja, es rica en vitamina A y en pectina. "Con un grupo de estudiantes de Nutrición y Dietética de la Universidad Javeriana realizamos un trabajo de investigación con la guayaba y corroboramos sus beneficios entre las personas con alto riesgo de enfermedades coronarias. Creo que la guayaba es a la dieta de los países tropicales lo que el aceite de oliva es a la dieta mediterránea. Sin embargo, la gente no la aprecia porque se da en cualquier finca y es muy barata", asegura el endocrinólogo.

En los países americanos también se consiguen la gran mayoría de los ingredientes de la dieta mediterránea y a precios muy buenos: trigo, avena, cebada, arroz, frutas y verduras frescas, leguminosas y aceites vegetales (como el de girasol, que no es tan rico como el de oliva pero ayuda a prevenir las dislipidemias). "En general se ha demostrado que los

aceites vegetales son mucho más saludables que los
animales, con excepción expresa del aceite de palma
y el aceite de coco, que contienen ácidos grasos
saturados, como el estárico y el emirístico, usados
experimentalmente para producir arteriosclerosis en
animales de laboratorio", explica Gómez Cuevas.

Éstas son las pirámides de alimentos
comparativas de la dieta estándar saludable
norteamericana y de la dieta mediterránea:

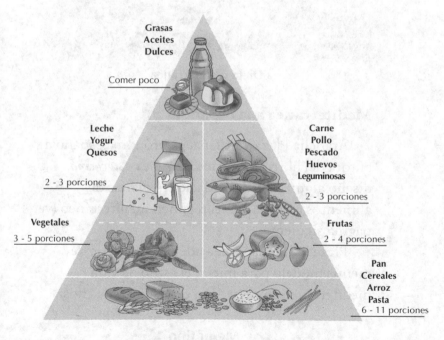

Dieta estándar norteamericana

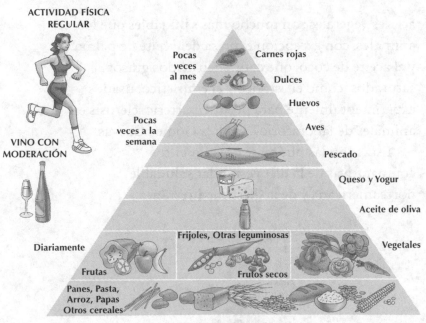

Dieta mediterránea

Mediterránea a la española

Arancha Plaza Valtueña, gastrónoma española y autora del libro *La dieta mediterránea y su cocina*, diseñó algunas recomendaciones diarias de alimentos acordes con el régimen mediterráneo (ver página siguiente).

Plaza Valtueña reseña además una serie de menús modelo para iniciar el estilo de vida mediterráneo en casa. Aquí están cinco de ellos:

Menú tipo 1

Desayuno:

Café con leche, cacao o infusiones
Tostadas con aceite de oliva
Una fruta o un jugo natural

Grupo de alimento	Ración diaria	Ejemplos de ración
Leche y derivados	2 ó 3 raciones	1 vaso de leche 2 yogures 30 g de queso curado 60 g de queso fresco
Carnes, huevos y pescados	2 raciones	100 g de carne 100 g de jamón 125 g de pescado 2 huevos
Verduras y hortalizas	3 raciones	100 a 200 g de acelgas, papas, espinacas, tomates, zanahorias, ensalada fresca
Frutas	Mínimo 2 raciones	1 mediana 1 vaso de jugo
Pan y cereales	Mínimo 5 raciones	1 tajada de pan 40 g de cereales para el desayuno 60 g de arroz 60 g de pastas 40 g de galletas integrales
Leguminosas	1 ración cada 2 ó 3 días	65 g de lentejas, garbanzos, fríjoles, etc.
Alcohol	1 ración de 20 g	1 vaso de vino tinto 1 trago de whisky
Aceites y grasas	3 ó 4 raciones de 20 g	1 cucharada de aceite de oliva
Azúcar y golosinas	Con moderación	

Almuerzo:

> Paella
> Ensalada de atún

Comida:

> Puré de legumbres
> Huevos con papas

Menú tipo 2

Desayuno:

> Café con leche, cacao o infusiones
> Tostadas con mermelada y margarina

Almuerzo:

> Sopa minestrone
> Pechuga de pollo con remolachas

Comida:

> Puré de verduras
> Tortillas de papas

Menú tipo 3

Desayuno:

> Café con leche, cacao o infusiones
> Bizcocho casero
> Queso fresco con miel

Almuerzo:

> Papas encebolladas
> Sardinas con ensalada

Comida:

Sopa de fideos

Ensalada de pollo

Menú tipo 4

Desayuno:

Chocolate y churros

Almuerzo:

Ensalada de palmitos de cangrejo

Ternera asada con guisantes

Comida:

Crema de zanahoria

Jamón serrano

Papas chips

Menú tipo 5

Desayuno:

Café o cacao

Tostadas con margarina y mermelada

Almuerzo:

Canelones

Pollo asado con ensalada

Cereales

Comida:

Puré de legumbres

Tortilla de huevos, con queso

Apéndices

• Drogas para adelgazar

Hacer dieta es difícil, agotador y hasta monótono. ¿A quién no le gustaría despertarse una mañana esbelto y sintiéndose como un sílfide, y sin haber tenido que renunciar a sus comidas preferidas?

Las drogas para perder peso surgen como esa mágica solución, la que todos hemos esperado. Pero ¿son realmente la panacea? La mayoría de ellas intervienen en el metabolismo, lo alteran y generan una serie de cambios drásticos, o de choque, que no todo el mundo puede tolerar. Por eso no hay que automedicarse ni dejarse convencer de que adelgazar es tan simple como tragarse una aspirina.

Algunas de estas drogas pueden ayudar en un plan de pérdida de peso, pero no constituyen soluciones definitivas. Si usted es glotón, debe primero aprender a moderar su forma de comer y cambiar ciertos hábitos malos, o de lo contrario las drogas sólo le servirán de premio de consolación porque recuperará toda la grasa que pierda tan pronto como termine el tratamiento. En un programa de adelgazamiento es preciso atacar la raíz del problema y no sólo sus manifestaciones. Primero hay que modificar los hábitos perjudiciales y después pensar en las ayudas extraordinarias.

No existen fármacos inocuos para tratar la obesidad. Todos y cada uno de ellos tienen contraindicaciones y efectos colaterales que usted no está en capacidad de manejar sin ayuda. Si quiere tomar algún medicamento, consulte a un especialista e indague cuál le conviene más. Usted no es un ratón de laboratorio: no ponga su cuerpo a merced de una química desconocida y mejor busque la asesoría de un médico. Los fármacos no son un juego, como tampoco son juegos su vida, su bienestar y su salud.

Éstas son las distintas clases de drogas que se usan en los tratamientos contra la obesidad:

Anorexígenos: En su gran mayoría están compuestos por anfetaminas que actúan a nivel del hipotálamo e inhiben el apetito. Aun cuando ayudan a disminuir la sensación de hambre, afectan el sistema nervioso central en su conjunto y pueden producir insomnio, elevación de la presión arterial,

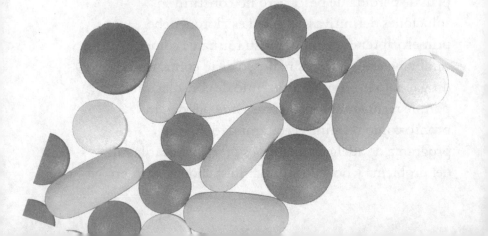

nerviosismo y taquicardia. La gran mayoría de ellos han sido retirados del mercado.

En marzo del año 2000 la Comisión Europea ordenó revocar el permiso de comercializar los medicamentos que contuvieran dexfenfluramina, anfepramona, clobenzorex, mazindol, fenmetrazina, fenproporex, mefenorex, fentermina, norpseudoefedrina, propilhexedrina, fendimetrazina y fenbutrazato tras comprobar su efecto negativo sobre la salud cardiovascular y pulmonar.

La combinación de **fenfluramina y fentermina,** que se posicionó durante algunos años como la mejor alternativa para combatir la obesidad, resultó ser una de las más peligrosas. Estudios a largo plazo demostraron que la mezcla de estas dos drogas ocasiona problemas cardiacos tales como valvulopatías (daños en las válvulas del corazón) e hipertensión pulmonar.

Otro de los ingredientes activos de las drogas para inhibir el apetito es la famosa **fenilpropanolamina,** presente también en los medicamentos antigripales, que es cuestionada por la comunidad científica debido a sus nefastos efectos colaterales. El doctor Ralph Horwitz, de la Universidad de Yale, y sus colaboradores, descubrieron que puede ocasionar derrames cerebrales en un lapso de 72 horas después de haberla ingerido, especialmente entre las mujeres jóvenes.

Actualmente está de moda la **sibutramina,** un nuevo principio activo que parece ser el más inofensivo de los supresores del apetito. La sibutramina actúa a nivel cerebral y afecta ciertos neurotransmisores, como la serotonina, para controlar la sensación de hambre. Además aumenta el gasto de energía en el cuerpo con el fin de que se metabolice más rápidamente la grasa. Hasta el momento no hay evidencia de que origine problemas cardiacos o aumente la tensión pulmonar, pero puede acarrear malestares menores como náuseas, insomnio, vértigo, resequedad en la boca y taquicardia.

La sibutramina está contraindicada a las mujeres embarazadas, los niños y quienes manifiesten alergia al componente. Tampoco deben tomarla las personas que estén en tratamiento con eritromicina o ketoconazol porque ambos fármacos aumentan las concentraciones del principio activo del anorexígeno en la sangre.

Si usted toma sibutramina y siente dificultad para respirar, hinchazón en los tobillos, aumento de la presión arterial o dolor en el pecho, suspenda la droga y consulte de inmediato a su médico.

Cocteles de píldoras: No hace mucho tiempo se pusieron de moda las *rainbow pills,* o "píldoras arco iris", como tratamiento único para la obesidad. Las famosas cápsulas de colores, que sólo se podían comprar en los consultorios de algunos médicos o esteticistas, eran una mezcla de anfetaminas, diuréticos, hormonas tiroideas y benzodiacepinas... En otras palabras, todo un "boom".

Estos tratamientos son extremadamente peligrosos y pueden generar descompensación total del metabolismo. La única razón para que alguien requiriera un tratamiento de semejante clase sería que tuviera problemas incontrolables del apetito, que su riñón y su tiroides no trabajaran bien y, para completar, que estuviera en un desesperado estado de ansiedad.

Hormonas: La mayor parte de las investigaciones orientadas a encontrar fármacos para tratar la obesidad apuntan hacia las hormonas, ya que con ellas es posible "manipular" el metabolismo humano. Éstos son los viejos y los nuevos tratamientos a base de hormonas:

Benzodiacepinas (tranquilizantes): Cuando la necesidad de comer se vuelve una obsesión, algunos médicos recurren al tratamiento con benzodiacepinas. Éstas disminuyen los niveles de ansiedad, son sedantes y relajantes musculares, pero sólo se pueden utilizar bajo la estricta vigilancia de un especialista porque generan adicción. Las benzodiacepinas pueden acarrear una larga serie de efectos colaterales como mareos, sedación, alteraciones en el deseo sexual, trastornos visuales, problemas gastrointestinales e incluso amnesia. En dosis altas pueden generar depresión respiratoria e hipotensión (presión baja).

DHEA: La **dehidroepiandrosterona** es una hormona que se puede comprar a manera de suplemento dietético en Estados Unidos y que tiene fama de ser fuente de la eterna juventud. Esta hormona se libera de manera natural en el cuerpo, desde los 6 hasta los 70 años y tiene su pico máximo de producción alrededor de los 25 años de edad. Es una hormona esteroidea, emparentada con la testosterona y los estrógenos, que se produce en las glándulas suprarrenales a partir del colesterol.

En pruebas de laboratorio, la DHEA ha demostrado ser útil en el tratamiento de la obesidad, la diabetes, la arteriosclerosis y la prevención del cáncer; sin embargo, no hay estudios concluyentes. Se habla de que podría prevenir la obesidad en mujeres posmenopáusicas.

Al respecto, la comunidad científica está dividida. Si bien los análisis en ratas muestran buenos resultados, no se ha podido esclarecer el porqué de ello ni tampoco cuál es la misión concreta de esta hormona en el organismo. "La DHEA debería ser clasificada como medicamento en periodo de investigación y usarse sólo en investigación clínica hasta que sepamos algo más sobre cómo actúa y sus efectos secundarios", afirma el doctor Peter Hornsby, profesor asociado de biología celular de la Escuela Baylor de Medicina, en Houston, Texas.

Diuréticos: Aunque por lo general no constituyen la piedra angular de un tratamiento farmacológico, están presentes cuando el paciente obeso tiene un problema renal. Los diuréticos no ayudan a eliminar grasa sino agua, de tal modo que sólo se les deben suministrar a quienes en realidad tienen dificultades para orinar. La ingestión de diuréticos en personas sanas puede acarrear deshidratación del organismo y su respectiva descompensación por pérdida de electrolitos como el sodio y el potasio.

Hormona tiroidea: Esta droga ayuda a acelerar el metabolismo del cuerpo o, en otras palabras, contribuye a que la demanda de energía sea mucho mayor para que se gasten las reservas de grasa.

El tratamiento con hormona tiroidea está recomendado para los pacientes obesos por hipotiroidismo; sin embargo, mucha gente sana la toma porque alguien se la recomienda o porque cae en las manos de un médico inescrupuloso que quiere hacerle bajar de peso a la brava.

El metabolismo es algo serio. Se ha demostrado que las personas que toman hormona tiroidea sin necesitarla terminan convirtiéndose en hipertiroideos crónicos.

Este medicamento no ayuda a degradar las células de grasa; por el contrario, genera combustible a expensas de los músculos. Los excesos de hormona tiroidea pueden desencadenar además insomnio, palpitaciones, temblores, dolores de cabeza, ansiedad extrema, problemas de concentración y pérdida de calcio en los huesos (especialmente en las mujeres en edad madura).

Leptina: Aún se encuentra en proceso de investigación pero es la gran esperanza de los médicos que trabajan con personas obesas. La **leptina** es una hormona que produce y secreta el tejido adiposo y que le "informa" al cerebro la cantidad de grasa que hay depositada en el cuerpo. Cuando hay exceso de tejido graso se elevan sus niveles y luego se genera una reacción interna que inhibe el apetito para que haya una disminución en el consumo de alimentos y además se aumente el gasto de energía.

Trabajos recientes han demostrado que al aplicarles leptina a ciertos individuos obesos hay una importante disminución del peso.

Mesoterapia: Es una forma de tratamiento a base de inyecciones que se aplican en los lugares

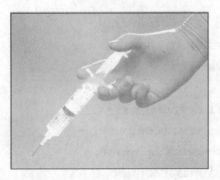

donde la persona quiere adelgazar, mejor dicho, en los gorditos rebeldes. La mesoterapia se diferencia de los otros sistemas para adelgazar en que no busca una pérdida sistémica de peso sino una disminución localizada de la grasa. Los ingredientes activos de las inyecciones —cafeína, yoindina, santina, etc.— destruyen las células de grasa, o adipositos, y permiten que su contenido se elimine mediante las heces y la orina.

La mesoterapia tampoco es inofensiva. Por el contrario, puede acarrear un serio desequilibrio en la bomba sodio-potasio del cuerpo, lo que a su vez puede producir alteraciones cardiacas como la arritmia.

No es conveniente realizar un tratamiento de esta índole con un esteticista u otra persona no calificada porque el riesgo de descompensación es muy alto.

Si a usted le ofrecen una mesoterapia sin inyecciones, probablemente le querrán vender uno de los peligrosos cocteles de píldoras... Tenga. cuidado.

Quemadores de grasa: El **picolinato de cromo** es una droga que acelera la combustión de la grasa en el organismo y ayuda a moldear los músculos y a evitar la flacidez. Aunque ha sido primordialmente utilizada por los fisicoculturistas, también se emplea en tratamientos para la pérdida de peso pues inhibe el apetito.

Sin embargo, es una droga peligrosa porque puede generar perturbaciones mentales y desconcentración, e incluso se ha relacionado con la aparición de cáncer porque rompe la cadena de ADN. Un grupo de químicos de la Universidad de Alabama, en Tuscaloosa, cree que al asociarse con la vitamina C y otras moléculas simples este compuesto genera una fuerte reacción que libera radicales libres capaces de dañar el ADN.

Secuestradores de grasa: Son drogas relativamente nuevas que evitan la absorción de las grasas. La más importante es el **orlistat**. Su acción consiste en inhibir parcialmente enzimas como la lipasa, que degradan las grasas, para poder así entrar en el torrente sanguíneo. El orlistat hace que 30% de la grasa que la persona consume "pase derecho" por el intestino y se elimine directamente mediante las heces. Algunos estudios han demostrado que esta droga no sólo ayuda a perder peso sino a disminuir los niveles de colesterol total y de triglicéridos en la sangre.

Aunque es una droga que se tolera bien, produce diarrea e incluso incontinencia fecal. En otras palabras, hace que el paciente "viva de carreras al baño".

No se recomienda a personas con exceso de peso menor de 10 kilos o un índice de masa corporal menor de 27 porque puede producir mala absorción de las vitaminas liposolubles (A, E, D y K) y pérdida de otros nutrientes.

El orlistat está contraindicado para las personas obesas con mala absorción crónica de los nutrientes, para quienes sufren disminución en la secreción de bilis, para las mujeres embarazadas o en periodo de lactancia y para quienes manifiesten una reacción alérgica a los componentes del medicamento.

Alternativa naturista

Existe la creencia de que las plantas y las drogas que se extraen de ellas son inofensivas para la salud. Pero no hay tal. Muchas de las hierbas y de los medicamentos que se consiguen en las tiendas naturistas poseen los mismos principios activos de las drogas convencionales y deben ser utilizados con precaución.

Mauricio Palencia, médico homeópata y director del Instituto de Inmunología Clínica, Biología Molecular e Ingeniería Genética (Inbiogen) de Bogotá, asegura que los medicamentos que utiliza la medicina natural no apelan sólo a la obesidad sino también a las causas que están detrás de ella. Explica que existe obesidad emocional, obesidad por dieta ocupacional, obesidad por factores metabólicos, etc. Los remedios naturales ayudan a mejorar las causas de la enfermedad y en este sentido no da lo mismo tomarse cualquiera de ellos y menos si se desconoce el origen del exceso de peso. Añade Palencia que el uso prolongado de algunos de estos medicamentos puede acarrear consecuencias nocivas; el exceso de cola caballo, por ejemplo, afecta la salud de los ojos.

Aunque muchos miembros de la comunidad científica miran con escepticismo esta clase de fármacos, hay una gran lista de plantas y productos naturales para combatir la obesidad.

Éstos son algunos de ellos:

Producto	Acción
Abedul	Diurético
Algas marinas	Estimulan el metabolismo porque contienen yodo; además son laxantes
Beleño	Tranquilizante
Brecina	Diurético
Cola de caballo	Diurético
Efedra	Controla el apetito y quema grasa
Escholtzia	Tranquilizante
Espirulina	Controla el apetito
Fucus	Estimula el metabolismo porque contiene yodo; produce saciedad
Gatuña	Diurético
Goma guar	Controla el apetito
Laminaria	Estimula el metabolismo porque contiene yodo
Llantén	Laxante, retarda la absorción de los carbohidratos y las grasas
Ortosifón	Diurético
Pasiflora	Tranquilizante
Té verde	Diurético, quema grasa y elimina sodio
Triac	Estimula el metabolismo porque contiene yodo
Valeriana	Tranquilizante

•Directorio de sitios web sobre dietas

A Taste of the Atkins Diet

http://www.heartinfo.com/nutrition/
atkins103097.htm
Todo sobre el corazón, historias de
pacientes, contactos y glosario.

Atkins & Lowcarbfriends.com

http://www.atkinsfriends.com
Todo un supermercado en línea de
productos bajos en carbohidratos,
donde hay además chats, recetas y
ejercicios para fortalecer las piernas
y la espalda.

Atkins Center

http://www.atkinscenter.com
Si está interesado no sólo en cambiar su aspecto sino su vida, la página oficial de la dieta de Atkins le
ofrece toda la información necesa-
ria: recetas, historias, artículos sobre
el tema y consulta en línea con los
científicos del Centro Atkins.

Base de datos de alimentos

http://www.seh-lelha.org/horus/
busalim.htm
Una completa tabla de alimentos
que presenta su composición nutricional, su contenido de fibra vegetal
y hasta la porción comestible de
cada uno. Tenga en cuenta que los
resultados fueron calculados con
base en 100 gramos comestibles de
cada alimento.

Carb-Lite - Culinary arts for the low carb lifestyle

http://www.carb-lite.au.com/
index.html
Presenta recetas de varias regiones
del mundo y muchas ideas para cocinar rico y bajo en grasa.

CyberDiet.com

http://www.cyberdiet.com/
CyberDiet es un excelente sitio web

que le indica cómo bajar de peso y comer saludablemente. Si usted está interesado en hacerlo, esta página le permitirá conocer su estado nutricional actual y le brindará estrategias para eliminar esos kilos de más, comiendo lo que más le gusta.

Ciudad Futura - Dietas

http://salud.ciudadfutura.com/dietas/dietas.cfm

La dieta del Buda y la dieta Beverly Hills son algunas de las 31 dietas que ofrece esta página. Cada una trae su respectivo valor calórico, duración y velocidad de pérdida de peso.

Cocina macrobiótica y japonesa

http://www.biosalud.com/susi/ie/index.htm

Una aproximación a la cocina macrobiótica, que incluye recetas, consejos y una lista de enlaces a temas como el Feng Shui, el ayurveda y la meditación.

Colesterol

http://www.lanzadera.com/colesterol

Si todavía le quedan dudas sobre el HDL y el LDL, no vacile en visitar esta página totalmente dedicada al tema del colesterol, que incluye además tablas de clasificación de los alimentos según su contenido de lípidos, y noticias.

Cooking Light Online Homepage

http://cookinglight.com

Guía completa para cocinar y vivir saludablemente. Incluye numerosas y ricas recetas bajas en grasas y calorías.

Diet Programs - 4FatFree

http://4fatfree.4anything.com/4/0,1001,3397,00.html

Lo último en libros de dietética y su calificación, comidas recomendadas para bajar de peso, revistas, organizaciones y consejos.

Dieta Max

http://www.dietamax.com.ar

Un sitio dedicado a la nutrición, que incluye dietas, consejos y un amplio recetario de hierbas medicinales.

Dietanet: Portal médico en nutrición y dietética

http://www.dietanet.com

Todo el mundo de la dietética y de la nutrición en la Red: desde noticias, reportajes y concursos hasta un dietista dispuesto a resolver las inquietudes de los visitantes.

Dietasok.com

http://eccentrix.com/personal/
quevedo/dietas/index2.htm
Más de 20 dietas actuales y consejos para empezarlas. Además, tablas de peso ideal, rutinas de ejercicios e información sobre trastornos de la alimentación como la bulimia y la anorexia.

Dietas en Arégimen

http://www.aregimen.com/dietas/
index.htm
Para los que están o pretenden estar a régimen, esta página recopila un sinnúmero de dietas rápidas como la "quema grasa" y la "cosmonauta".

Dietas en la Red

http://semana.terra.com.co/
SearchDir2/920/secciones/
zzzrxntkb2c.asp
La revista *Semana* presenta un completo artículo sobre los tres mejores sitios web de nutrición y dietética, con base en la opinión de los expertos del Departamento de Nutrición de la Universidad de Tufts en Massachusetts.

Dietas OnLine

http://www.dietasonline.com
Dietas gratuitas y personalizadas, recetas dietéticas cada semana. Presenta un especial de dieta mediterránea y de las bondades del aceite de oliva, que vale la pena revisar.

El falso mito de la carne

http://www.geocities.com/RainForest/
8893/mito.htm
Una página con los ocho puntos que ponen sobre la mesa la discusión acerca de los beneficios de la carne.

Encolombia.com - Recetas

http://www.encolombia.com
Esta página reúne lo mejor y más destacado sobre el tema de la alimentación y la comida colombiana. Tiene enlaces con la Asociación Colombiana de Dietistas y presenta consejos de nutrición para los niños.

Er4yt Recipe Project

http://er4ytrecipes.tripod.com
Recetas y alimentos para adelgazar y sentirse bien, de acuerdo con el tipo de sangre de cada persona. Este sitio web incluye reemplazos y cuadros alimenticios.

Espacio vegetal

http://www.geocities.com/HotSprings/
6878/index.html

Esta página recopila información sobre el tema del vegetarianismo y tiene un espacio dedicado a las recetas.

Fad Diet Information

http://nutrition.about.com/health/
nutrition/msub4.htm

Una de las páginas más completas de la Red. Incluye información básica e importante sobre nutrición, diversos tipos de dieta, diabetes, cocina vegetariana y comida baja en grasa.

Fitrex.com - Your free Internet fitness partner

http://www.fitrex.com

En esta página puede encontrar un programa de entrenamiento y nutrición en línea para vivir en comunión con la filosofía de mente sana en cuerpo sano.

Free Weight Loss.com

http://www.freeweightloss.com

Un lugar muy interesante que presenta artículos sobre dietas y nutrición. Incluye un cuadro con el análisis detallado de las calorías que aportan los menús de restaurantes tan conocidos como Subway, KFC y McDonald's.

Fruit Diet

http://www.thefruitpages.com/
diet.shtml

Un sitio que le enseña a perder peso consumiendo frutas y vegetales. Incluye los valores nutricionales de estos alimentos y un especial sobre las frutas ácidas y los dulces.

Índice de masa corporal

http://www.acidez.net/
imc_spanish.htm

En este sitio podrá calcular su índice de masa corporal y aprenderá todo lo que necesita saber sobre la acidez: desde las pruebas para detectarla hasta los métodos naturales para combatirla.

International Vegetarian Union

http://www.ivu.org/

La Unión Vegetariana Internacional reúne a todas las asociaciones de vegetarianos en el mundo y presenta en su página gran cantidad de información relevante sobre este estilo de vida. Usted podrá conocer la historia del vegetarianismo, recetas vegetarianas, menús vegetarianos y artículos médicos. Es una excelente alternativa para quienes quieren profundizar sobre el tema e incluso para quienes apenas se inician.

iVillage.com: Diet & Fitness

http://www.ivillage.com/diet
Dietas de la A a la Z, fórmulas para escoger el régimen ideal y consejos para mantener un buen físico.

Light & Healthy

http://www.culinary.com/foodtext/
lightand/indexa.shtml
Amplio recetario de comida *light* para epicúreos. En este sitio web usted obtendrá ideas para preparar los más ricos desayunos, postres, platos fuertes y recetas internacionales bajas en grasas y calorías.

Los engaños de las dietas

http://www.ftc.gov/bcp/conline/pubs/
spanish/s-skinny.htm
Esta página es una carta dirigida a los consumidores y pretende analizar las dietas de moda, sus cómo y sus porqué; discrimina las dietas que funcionan de las que engañan. Incluye consejos para antes, durante y después de hacer una dieta.

Low-Carb Diet Information Clearinghouse

http://canadian.lowcarber.org/
El mundo de la comida baja en carbohidratos, con artículos médicos, recetas semanales y consejos de preparación.

Low Carbohydrate FAQ

http://home.talkcity.com/
TechnologyWay/wallyb/index.html
Está dedicada a las dietas "boom" de Estados Unidos, es decir a las dietas ricas en proteínas y bajas en hidratos de carbono. Indaga todos los temas relacionados con ellas y contiene enlaces hacia múltiples sitios en Internet.

Low-Carb Luxury: Recipes

http://www.lowcarbluxury.com/
lowcarb-recipes.html
Esta página ofrece diferentes recetas, dietas, libros de cocina especializada y las últimas noticias sobre alimentos y regímenes de moda.

Low-Fat Recipes

http://www.low-fat-recipes.com
Especializada en recetas bajas en grasa, trae consejos diarios para cuidar la piel, la figura y la salud.

Lowfat-tips.com

http://www.lowfat-tips.com/
OurGurus.asp

Cientos de consejos y enlaces a recetas y tipos de dietas, y también a noticias sobre la salud.

m@crobiotics.co.uk.

http://www.macrobiotics.co.uk

El Centro Macrobiótico Europeo ofrece una completa biblioteca en línea, artículos y recetas de este famoso régimen que ha ganado tantos seguidores en el mundo.

Macrobiótica

http://www.san-sebastian.com/
macrobiotica

El cómo, cuándo, dónde y porqué de la macrobiótica. Una página para quienes desean hallar la salud plena, que ofrece consejos y explica los errores frecuentes en la alimentación habitual.

Macrobiotics Online

http://www.macrobiotics.org

Información sobre los programas del Instituto Kushi, líder mundial en educación formal macrobiótica.

Mundo vegetariano.com

http://www.mundovegetariano.com

Comunidad vegetariana creada por y para vegetarianos, que incluye foros sobre temas de macrobiótica, ecología y defensa de los animales. Brinda servicios de correo electrónico y la suscripción a *Lechugas y tomates*, un boletín informativo que se distribuye por correo electrónico.

Nutrient Information

http://www.nutrition.org/nutinfo/

La Sociedad Norteamericana de Ciencias Nutricionales muestra las propiedades, los usos clínicos, las recomendaciones diarias y la toxicidad de los nutrientes más importantes, incluyendo las principales vitaminas. La información es preparada por expertos en el tema que revisan la literatura disponible.

Nutrinfo

http://www.nutrinfo.com.ar

Primer sitio argentino especializado en ·nutrición, dedicado a los profesionales de la salud que desean revisar artículos e informes sobre investigaciones recientes.

Nutrition Analysis Tool 2.0

http://www.nat.uiuc.edu/
mainnat.html

Es una página de la Universidad de Illinois, en Estados Unidos, que le ayudará a determinar si la dieta que ha elegido es la adecuada para su estado nutricional y su salud integral.

Obesidad.net.

http://www.obesidad.net
Consejos e información útiles para quienes tienen exceso de peso. Incluye foros de ayuda y artículos médicos sobre la obesidad infantil y el embarazo.

Recipes

http://www.anitasrecipes.com/recipes.html
Dieta a la medida, con información sobre foros, convenios y enlaces.

Salud nutrición

http://w31ww.saludnutricion.com
Revista de medicina y nutrición con informes sobre salud mental y física.

Somosgordos.com.

http://www.somosgordos.com
Un club para gordos, con consultorios virtuales, cartelera de actividades, trucos, juegos y una ilustrativa sección que se llama "aprendamos a comer". Un sitio web que les da la bienvenida a todas las personas que pesan más de 100 kilos.

Sugar Busters

http://www.sugarbusters.com/sbfiles/home.html
La página oficial de una de las dietas que está causando sensación en Estados Unidos a pesar de su rigor y exigencias. Aquí encontrará todo lo que necesita saber sobre ella y las claves para ponerla en práctica.

The Carbohydrate Addict's Official Home Page

http://www.carbohydrateaddicts.com
Página oficial de los adictos a los carbohidratos. Si no puede hacer un régimen restrictivo ni dejar los chocolates, los fritos y las tortas... esta dieta lo convencerá. En este sitio web aprenderá a ponerla en práctica, compartirá experiencias con otras personas y aprenderá recetas saludables.

Thinner

http://www.thinner.com
Esta página provee información sobre muchas dietas y foros de discusión en línea.

Weight Loss Diets from Dietstreet.com.

http://www.dietstreet.com
Dietas largas, cortas, fáciles, rápidas

y lentas para perder peso. Terapias, consejos y lugares para comprar productos dietéticos.

WeightWatchers.com

http://www.weightwatchers.com
Puesto que una dieta por sí sola no basta para alcanzar la figura y la salud plenas, esta página ofrece una variedad de consejos de belleza y deporte para complementar el plan de adelgazamiento.

Zonadiet.com - Nutrición y salud

http://www.zonadiet.com
Consejos para vivir plenamente.

Claves para superar el alcoholismo y el tabaquismo, sugerencias vegetarianas, planeación de menús, tablas de composición de los alimentos y datos sobre la dieta digital.

ZonePerfect.Com: The official home of the Zone diet

http://www.zoneperfect.com
El emporio que está detrás de la dieta de La Zona hace su entrada triunfal en el Web con artículos científicos, foros de discusión, recetas, venta de productos y consultas en línea.

• Glosario

Aminoácidos: Son las unidades que conforman las proteínas. En la naturaleza existen cerca de 300 pero se considera que sólo 20 de ellos son fundamentales para la nutrición. El organismo humano es capaz de fabricar algunos de esos aminoácidos, los demás, o *aminoácidos esenciales,* debe tomarlos del exterior a través de los alimentos.

Anorexia: es una enfermedad que ocasiona cambios en la autoimagen corporal y hace que el paciente se vea a sí mismo gordo aunque no lo esté. En el impulso por mantenerse delgada, la persona anoréxica puede restringir parcial o casi completamente la ingestión de alimentos hasta desnutrirse. La anorexia se presenta frecuentemente en mujeres jóvenes previamente sanas.

Arándanos: (en inglés *cranberrys*), frutillas de color rojo que se dan en países de estaciones. Los arándanos se utilizan para preparar una salsa que acompaña el famoso pavo de las fiestas de Acción de Gracias.

Arsénico: es un elemento químico no metálico. Sus óxidos y sales son supremamente venenosos.

Arteriosclerosis: Es el endurecimiento paulatino de las arterias. Se produce cuando las paredes internas de éstas se revisten de unos *ateromas* o placas de colesterol y calcio.

Bioflavonoides: son pigmentos amarillos que se encuentran en la naturaleza y que ayudan a prevenir las enfermedades cardiovasculares porque reducen el contenido de colesterol en las paredes de las arterias.

Calorías: Es la unidad de energía calórica que se necesita para elevar la temperatura de un kilogramo de agua en un grado Celsius. Se utiliza para determinar el valor energético de los alimentos.

Carbohidratos: también llamados hidratos de carbono son compuestos químicos de carbono, hidrógeno y oxígeno. Los carbohidratos son la principal fuente de energía de los seres humanos y se encuentran en los cereales, las harinas, las féculas, los vegetales, las frutas, los postres y los azúcares.

Caseína: es la proteína más importante de la leche.

Coma ácido cetósico: es una alteración del estado de la conciencia que se produce por una excesiva generación de cuerpos cetónicos dentro de la célula. El coma ácido cetósico es una complicación frecuente de la diabetes.

Cuerpos cetónicos - cetonas: son unos productos del metabolismo de las grasas. Cuando las células no tienen suficiente glucosa utilizan sus depósitos de grasa para obtener energía, y en ese proceso, generan los cuerpos cetónicos que son de naturaleza ácida.

Dislipidemias: es un aumento en la cantidad de grasa en la sangre, que conlleva la aparición de enfermedades como la arteroesclerosis (cúmulos de grasa dentro de las arterias que poco a poco obstruyen el paso de la sangre).

Diuréticos: son sustancias que aumentan la eliminación de agua corporal a través de la orina.

Edulcorantes: endulzantes. En este texto la palabra se refiere a compuestos químicos artificiales como la sacarina o el aspartame que aportan muy pocas calorías.

Enzimas lipogénicas: enzimas que promueven la formación de grasa.

Etanol: alcohol etílico.

Glicemia: es la concentración de "azúcar" en la sangre.

Glucagón: es una hormona que produce el páncreas y que se encarga de liberar "azúcar" al torrente sanguíneo en momentos de ayuno. Contribuye a degradar los depósitos de grasa.

Glucosa: es la principal fuente de combustible del cuerpo humano. Comúnmente cuando la gente se refiere al "azúcar" en la sangre, se refiere a la concentración de glucosa.

Glutamato: derivado de un aminoácido llamado ácido glutámico.

Hiperglicemia: se refiere a una concentración elevada de glucosa en la sangre.

Hipertiroidismo: alteración del funcionamiento de la glándula tiroides que se caracteriza por una mayor liberación de hormona tiroidea. Las personas que padecen de esta enfermedad tienen acelerado su metabolismo.

Hipotiroidismo: alteración del funcionamiento de la glándula tiroides que se caracteriza por una menor liberación de hormona tiroidea. Las personas que padecen de esta enfermedad tienen lento su metabolismo

Insulina: hormona que segregan las células beta del páncreas. Su función consiste en ingresar el azúcar de la sangre a las células y de esta manera hacer que disminuyan las concentraciones de glucosa en el plasma.

Lactasa: enzima que está en el tubo digestivo y que se encarga de descomponer la lactosa o azúcar de la leche en azúcares más simples.

Laxantes: sustancias que facilitan la defecación porque incrementan los movimientos intestinales.

Masa muscular magra: se refiere a los músculos, sin ningún contenido graso.

Metabolismo: son una serie de reacciones químicas que ocurren dentro de todas las células y que permiten transformar sustancias complejas en unas más simples (catabolismo), o viceversa, elaborar sustancias complejas a partir de materias primas simples (anabolismo).

Nutrientes: son sustancias químicas que se encuentran dentro de los alimentos y que el cuerpo utiliza como materias primas para realizar sus funciones. Están divididos en dos categorías: los macronutrientes que son las grasas, las proteínas y los carbohidratos, y los micronutrientes, que son las vitaminas y los minerales.

Oligoelementos: son minerales como el flúor, el cobre, el yodo, el molibdeno y el manganeso, que el organismo requiere en cantidades mínimas.

Panela: producto que se extrae de la caña de azúcar por el sistema de evaporación abierta. Es uno de los productos básicos de la canasta familiar colombiana.

Placebo: es una sustancia inocua que se suministra a manera de medicamento para producir mejoría por simple sugestión.

Plasma: componente de la sangre.

Proteínas: son compuestos de hidrógeno, oxígeno, carbono y nitrógeno conformadas por unidades pequeñas llamadas aminoácidos, que se combinan en cadenas muy largas. Las proteínas forman la estructura o esqueleto de las células, integran parte del material genético o ADN; favorecen el desarrollo, la recuperación y la regeneración de los tejidos, y forman las enzimas, las hormonas y algunos líquidos corporales vitales.

Ptialina: es un fermento de la saliva y el jugo pancreático que se encarga de descomponer los almidones y transformarlos en una sustancia más sencilla que se conoce como maltosa.

Salteado: es una forma rápida de preparación de alimentos en un sartén hirviendo con un poco de aceite. Sirve para cocinar vegetales y carnes.

Serotonina: es una sustancia que se produce en diferentes órganos del cuerpo humano que participa en la producción de hormonas, en la regulación del estado de ánimo y del apetito, y en procesos inflamatorios, entre otros.

Tasa metabólica basal: es la cantidad mínima de energía que requiere un organismo en reposo; es decir, la dosis de combustible esencial para respirar, mantener la temperatura, garantizar la actividad de las glándulas, la del aparato circulatorio, etc.

Tejido adiposo: tejido graso.

Tiroides: glándula endocrina que está ubicada en el cuello y que secreta la hormona tiroidea, encargada de regular muchas de las funciones del metabolismo celular.

Toxinas: sustancias venenosas que se forman tanto dentro como fuera de las células.

Triglicéridos: es la principal forma de grasa que almacenan los seres vivos. Se obtienen a partir de los tres grupos de alcohol de la glicerina y ácidos orgánicos.

Bibliografía consultada

ATKINS, Robert C. *La Revolución Dietética del Dr. Atkins*. Barcelona: Ediciones Grijalbo S.A, 1975.

BEVACQUA, Víctor. *La salud por la alimentación natural vital*. Buenos Aires: Hachette S.A, 1974.

CORMILLOT, Alberto. *El arte de adelgazar*. Buenos Aires: Javier Vergara Editor, 1982.

DADAN MUÑOZ, Silvana N. *Antropometría: Generalidades y Aplicaciones*, 1999.

DIAMOND, Harvey y Marilyn. *La antidieta*. Barcelona: Ediciones Urano, 1986.

FRICKER, Jacques. *Guía para adelgazar sanamente... Conservando la salud*. Barcelona: Editorial Paidotribo, 1994.

GRAN FRATERNIDAD UNIVERSAL. *Dietética Vegetariana*. Medellín: 1976.

HELLER, Rachael F y Richard F. *Dieta para los adictos a los hidratos de carbono*. Barcelona: Ediciones Urano, 1993.

   La dieta del calorie counter. Buenos Aires: Libro Latino S.A, 1996.

ICBF. *Tabla de composición de alimentos colombianos*. Bogotá: Grupo Administración de Impresos de la División de Recursos Físicos ICBF, 1996.

KUSHI, Michio. *El libro de la Macrobiótica. Completo tratado sobre dieta y ejercicios macrobióticos*. Madrid: Editorial EDAF, S.A, 1987.

LEIGHTON STEWARD, BETHEA, ANDREWS, BALART. *La dieta antiazúcar* (*Sugar Busters!*). Buenos Aires: Javier Vergara Editor, 1999.

MARINO. Folleto: *Engaños, mitos o verdades acerca del vegetarianismo*.

PEREZ, Adolfo. *Alimentos curativos, guías de la salud natural*. Madrid: Ibérica Grafic, S.A, 1997.

PLAZA VALTUEÑA, Arancha. *El libro de la dieta mediterránea y su cocina*. Madrid: Editorial El Drac, S.L, 1997

SEARS, Barry. *Dieta para estar en la Zona*. Barcelona: Ediciones Urano, 1996.

SPENCER, Colin. *The Heretic's Feast: A History of Vegetarianism*. Hanover: University Press of New England, 1995.

TARNOWER, Herman. *La dieta médica Scarsdale completa, más el Programa del dr. Tarnower para mantenerse delgado toda la vida*. Nueva York: Rawson, Wade Publishers, Inc, 1978.

Agradecimientos

Quiero agradecerle al doctor Juan Darío Convers todo su respaldo científico, apoyo y cariño. A María Cristina Lamus, su amistad y su incondicional interés por mi carrera. También a los profesionales que me concedieron entrevistas para esta obra, y a las personas que compartieron conmigo sus testimonios y experiencias con las diferentes dietas. De manera particular, quiero reconocer el interés de los doctores Iván Darío Escobar y Bernardo Reyes Leal, de la nutricionista Angela María Arango de Marmorek, y del señor Pierre Meheust.